JN287909

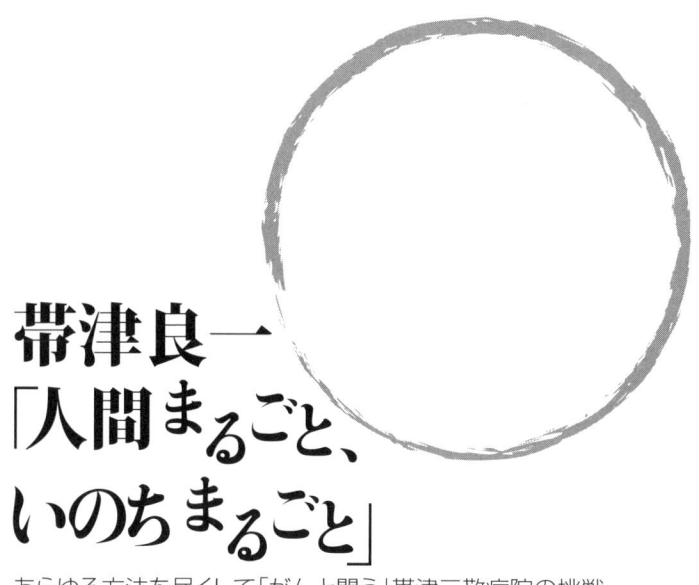

帯津良一「人間まるごと、いのちまるごと」

あらゆる方法を尽くして「がんと闘う」帯津三敬病院の挑戦

寺門 克＋帯津良一

工学図書

目次

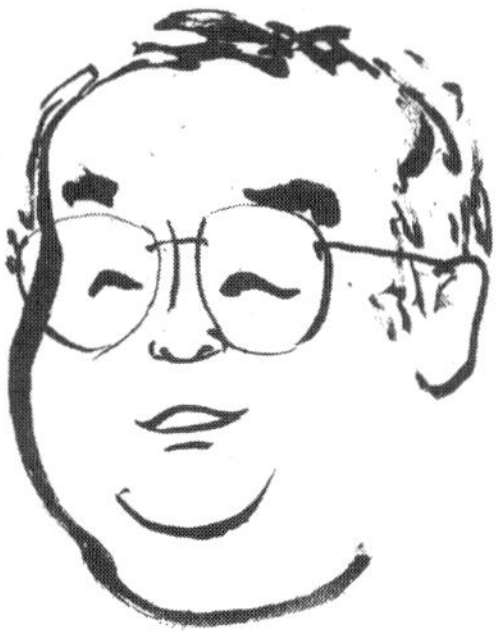

生老病死という人間の生きるステージのすべてに癒しの場を提供するのがホリスティック医学です。

第四章　代替療法

第五章　緩和ケア

装幀＊閏月社

はじめに

帯津良一

寺門克さんが私のことを本に書いてみたいという。それも、これまで私が書いてきた多くの著作の間にこぼれ落ちたものを拾ってみたいという。うれしくそしてありがたいと思った。

寺門克さんは高校時代の友人である。とはいってもクラスは違っていたので、それほど親しい間柄だったわけではない。いつから親しく交わるようになったのか定かではないが四〇代の前半、私が東京都立駒込病院に勤務している頃はよく付き合っていた。彼の生家が田端にあって、時に招かれて盃を酌み交わしたことがあったし、彼が発起人のひとりだった月一回の朝食会のメンバーにもなっていた。

私たちの高校時代は昭和二十六年から二十九年にかけてである。高校は都立小石川高校。自由と立志・開拓・創作という建学の精神が、そのまま息づいていた。時代もよかった。大戦の痛手も癒えて窮乏の物資も少しずつ出まわりはじめていた。誰の心にも希望の灯が点灯し、街には清新の気が充ち溢れていた。そのためなのだろう。いつも空が青かった。

昭和五十一年五月、それまで勤めていた静岡県の共立蒲原総合病院を引き揚げて都立駒込病院に着任した日も空は抜けるような青空だった。それまで伝染病の病院として有名だった駒込病院が東京都のがん治療の中枢として再出発したのである。新築の病院に全国から馳せ参じた青雲の医師たち、ここにも清新の気が充ち溢れていたのである。

私自身も希望に燃えていた。いや野望というべきかもしれない。わが手でなんとしてでもがんを克服したいという野望に燃えていたのである。

やがて、最高の設備といい仲間に恵まれて意気軒昂として仕事をしていた私を厚い雲が覆いはじめる。いつも青空というわけにはいかなくなったのである。再発して帰ってくる患者さんは一向に跡を絶たないのである。西洋医学の限界を感じ中国医学を併せることによって活路を見出そうとした。

昭和五十七年の秋、中西医結合によるがん治療を旗印にした病院を郷里の川越に開設した。気功の道場を併設した私の城である。何度目かの希望の灯が私の胸に蘇ったのである。

しかし、それも束の間、またまた壁に突き当たる。ベルリンの壁である。病院の職員はいうまでもなく肝腎の患者さんまでが私の意図をまったく理解してくれないのである。さびしさのなかでなんとかしなければならないという思いから私の胸の内を吐露するための小冊子をつくることを思いたった。原稿が出来上がってみると欲が出て、単行本の形に出来ないものかとの思いから出版界に身を置く寺門克さんに相談した。

寺門克さんは快く迎えてくれて、講談社の編集部に原稿が渡り、私のはじめての著作『ガンに勝つ〈食・息・動・考〉強健法』が出来上がった。一九八六年、私がちょうど五十歳、天命を知った年である。

私の目論見は半分は当たった。肝腎の病院の職員のほうはすぐには目覚めなかったが、一般の人々の関心を少しは高めることが出来たようだ。まずは病院を訪れる人が少しずつ増え、閑古鳥が鳴いていた気功の道場に日がさしはじめた。川越にも青空が訪れるようになったのである。これはひとえに寺門さんのおかげである。

その後、ホリスティック医学（人間まるごとの医学）を目指し、なんとしてでもこれを手に入れようと努力してきた。しかし、残念ながら、まだ手にしていない。日暮れて道遠しの感は否めない。しかし、この道しかないのである。斃れるまで理想の道を行き尽くすしかないのだ。

これまでの拙い著作は邁進する道程の一里塚と考えてきた。ここに寺門克さんの新しい眼差しを得て、またひとつ一里塚を築くことが出来た。どんな一里塚になるか楽しみである。モンゴルの高い空が見える。

第一章

診察室

帯津良一の風景

寺門克

チェックのカッターシャツの腕をまくっている。太い腕だ。やや毛深い。だが――指先は柔らかそうだ。

患者の腹を揉むように撫でている。聴診器も当てる。

「いいおなかをしてる。いいですね」

帯津良一の恵比須顔に釣られて、患者も頬を綻ばす。

「どうですか、調子は」

患者が喋り出すと、合槌を入れながら聴く。笑顔は絶やさない。

他の病院の診断や効果があると聞いた代替医療や民間療法についても、熱心に耳を傾ける。そして患者が何をして欲しいと思っているかに心を傾ける。

「じゃ、それをやってみましょうか」

と、患者の提案を受け入れることもしばしばである。

「そろそろ手術をしていただきましょうか」

と言い出す患者もいる。〝緊急〟でない限り、帯津が手術のタイミングを押し付けたりはしない。代替療法を施しながら、じっと機が熟するのを待つ。優先するのは患者の「いのち」と「こころ」の状態である。この話し合いは、患者と医者の「戦略会議」なのだ。

外来の患者の中には、帯津に触ってもらうだけで、話を聞いてもらうだけで満足する人たちがいる。入院患者は言うに及ぶまい、入院するまでもないからと、地方から上京し近所のアパートに入居して、外来で通院したり気功の道場に通ったりする人さえいる。二十数年前に帯津三敬病院がこの地に誕生したとき、周辺は畑だらけだった。今は新興住宅地の体をなしており、二階建てアパートもいくつか病院の近くに建っているのだ。

開業披露の日は雨だった。

いま病院の駐車場になっているところに、シート張りの天井の宴会場を設営したが、床は土がむき出しだったから、かなりの泥濘となった。しかし、文句を言う者などいるわけがなかった。期待に満ちていたのだ。

病院を開く——理由はいろいろあった。しかし、耳に残って忘れ難い一言がある。

「入院した患者さんが、笑顔で退院する姿が見たい」

である。

帯津は、食道がん専門の外科医だった。帯津三敬病院を開設する前は、都立駒込病院の外科医長として、日夜執刀していた。国立がんセンターなどから、末期の患者が最後の望みを託して送り込まれる。帯津がいるからだ。しかし、末期である。棺を見送らなければならないことのほうが多い。そして医者として無力を感じさせられるのだ。

食道がんの手術には時間がかかる。最低四時間。ときには六時間にも及ぶ。患者にも負担はかかるが、執刀医の負担は並でない。体力が要る。

帯津は学生時代から体は鍛えている。自信はあったろう。その上、彼は、呼吸法で息を調え、体を調え、心を調えていた。

肩に力が入っていると、メスの先が狂うことがある。メスが震えることがある。これはあってはならないことだ。いかに長時間、肩の力を抜いて、神経をメスの先に集中させるか――。その課題を克服するために呼吸法の習練に励んだのだった。

しかし、人は年齢とともに衰える。体力があって自信を持って執刀できるうちに「手を振って退院する患者を見たい」と考えた。「がんは難敵です。しかし、勝機はあります。手も足も出ない相手ではないのです」と、「あらゆる方法を尽くして闘う病院」を開くことにしたのだ。

開設当初、川越線・南古谷駅から西へ少し歩くと、真新しい帯津三敬病院が見えた。それくらい人家は少なかった。川越線は大宮―川越を結ぶ路線で、ディーゼル機関車が使われていた。今は埼京線とつながり都心に通じている。

ベッドは七十七床で始めた。職員は四十五名。誰も、病院内に畳を敷いた道場がなぜあるのか知る者はいなかった。帯津がこの病院で何をやろうとしているのかを理解していなかったのだ。中西医結合、すなわち中国医学（漢方）と西洋医学とを結んで相互補完を企てること――それがその頃の帯津の旗印だった。

中西医結合をめざす動機は東大医学部時代に遡って見出さなければならない。

帯津が東大病院の医局に入ったのは一九六一年。七年後、いわゆる東大闘争が勃発、医局にも少なからずその波は押し寄せた。

帯津は、反体制・造反有理を掲げた学生の言い分にも理があると見ていたという。

医局制や大学の講座制は日本の医療を毒している。封建的だと思った。いくら論文を書いても主任教授に認めてもらわないと学位がもらえない。学位がほしければつねに主任教授の言いなりにならなくてはならない。こんな封建的慣習を罷り通らせている学位制度は無用だと考えた。

だからまず学位制度反対運動を有志と一緒に起こした。同調者はそれほど集まらなかったが、改革の流れは少しずつ進んだ。教授による任命制だった医局長が、選挙制になり、帯津は選挙制の医局長の二代目になった。そして大学から権威主義を取り除こうと努めた。それはそんなにむずかしいことではないと思った。医者は患者に対して威張らないということ。威張っていてはダメだ。患者と同じ高さの目線で対する――。これはのちに明らかにするが、白衣を着ないということにもつながる。

医局長は雑用の多い仕事だった。医者を欲しいというあちこちの病院の要望に応じるなど、対外的な仕事に追われる。その分、臨床の仕事ができない。

一九七三年、静岡の病院からの要請があったとき、行き手が見つからず、帯津は自ら引き受けた。共立蒲原総合病院だった。

三年後、教授から都立駒込病院へ行ってくれと言われた。

帯津が西洋医学に限界を感じたのはその駒込病院でだった。医局時代は医療の制度上の問題を抱えたのだが、駒込病院では、西洋医学の構造そのものに限界を感じたのだった。

東大附属病院分院の第三外科時代は食道がん専門の外科医として現場にいた。まだ若手で、患者にいちばん多く接していた。

手術前にインフォームド・コンセントも行なわない。「手術します」と言うだけで病名も告げない。胸を開け、食道の上下を残して切除し、残った食道と胃袋をつなぐ。手術後の四、五日間は肺炎を起こさないように細心の注意が必要だった。人工呼吸器はない。肺炎を起こしたら――命は危うい。

また、術後一週間目頃になると、食道と胃のつなぎ目がほころぶかどうかが心配になる。ほころびたら敗血症――これも命にかかわる。こういった合併症が心配だから、下っ端だった帯津は何日も病院に泊まりこんでいた。

が――患者が退院すればそれまで。手が離れてしまう。そして患者の〝死〟と面と向かうことはなかった。

駒込病院に転じたときは、かつてのような原始的な医術はなくなっていた。新しい機械が完備され、手術室も清潔だった。しかも、蘇生術が格段の進歩を果たしていて、死は医学にとって敗北であるとばかり、一秒でも長く患者の心臓を動かしておくことに懸命だった。

手術も東大分院時代と比べれば、きわめて安全なものになっていた。手術時間も半分ほどに短縮され、術後の管理も確実性が増していた。

にもかかわらず、ほどなく帯津は、西洋医学の限界に気付くのだ。

設備・機械は最新である。手術の腕も上がった。術後の管理もうまくいく。手術で患者が死ぬことはぐっと少なくなった。にもかかわらず――である。

再発率が少しも下がらないのだ。

そこで帯津は『アナルズ・オブ・サージェリー』（外科学紀要）という世界的に権威のある雑誌を調べた。治療成績は五十年間ほとんど上がっていなかった。術後五年の生存率が、五十年前とあまり変わっていないのだ。つまり、最新の設備・機械、医師の手術の腕、術後の管理の向上は、治療成績を上げていない。

おかしい。

そして西洋医学には限界があるのではないか——と思い至ったのである。

限界は何なのか。西洋医学の得意なところは、分析的であること、細かく部分を解明していくところ——つまり「部分」を見るところだ。とすると部分は見ても、全体を見るのは苦手なのかもしれない。部分と部分をつないで、全体の調和を見るのは不得意なのだろう。

では、人間の体をまるごと見るのが得意な医学はあるのか。

また、手術で腹を開いてみると、外見が若い人でも内臓はかなり年をとっている人がいる。逆に外見は年寄だが内臓が若い人もいる。これは何だろう。

理解できないことがたくさん出てきている。

そして、その疑問を解く糸口を中国に求めた。あれだけの人口を抱えた中国は養生訓の宝庫だ。あまり医者は行きたがらない国だからこそ、行って見たい。

幸い帯津は、八光流柔術を通じて、経絡・経穴という知識はあったし、調和道丹田呼吸法で、臍下丹田と気功の関係なども知っていた。しかし、漢方薬や鍼灸のことも知りたい。帯津は、一九八〇年、駒込病院を管轄している東京都衛生局に「中国医療の視察」を願い出て許された。

訪れたのは北京のがんセンターだ。

そこで帯津は、癌治療に気功が使われていることを知って、帰国すると駒込病院で気功を取り入れようとした。中西医結合を図ったのだ。治療成績を上げるには戦略的アプローチが必要だ。富士山に登るには吉田口もあれば御殿場口もある。結果として頂上に達すればいいと思った。しかし、同僚にも患者にも関心を持ってもらえなかった。

だから――直心会・帯津三敬病院をつくるしかなかったのである。

直心――「つらぬくに高き直きこころをもってす。かつ、その高きなかにみやびあり、なほきなかにをなしきこころはあるなり」

賀茂真淵の言葉だそうだ。

三敬――すべてを敬う。「道は一を生じ、一は二を生じ、二は三を生じ、三は万物を生ず」『老子』にある言葉だという。患者を大切に思う心だ。

帯津は〝自分の病院〟を作る決心を外科の看護師だった山田幸子に告げ、手伝ってくれないかと声をかけた。

山田は都立豊島病院で十二年間、脳外科病棟を担当し、転勤で駒込病院のＩＣＵ（緊急処置室）に配属されて、初めて帯津に出会い、やがて帯津が医長であった消化器胸部外科に移って、婦長（現在は看護師長と呼ぶ）の資格試験に臨んでいた頃だ。

「帯津先生が担当なさっていた食道がんの患者さんは、手術後二、三日はＩＣＵに入ります。シビアな管理が必要とされるので、帯津先生はその間は病院に泊まり込んでおられました。二年後に消化器胸部外科に移ったのですが、そこでの帯津先生は看護師の間で大変人気がありました。気さくで優しいからです。

勤務が終わるとよく看護師を連れて、近くの居酒屋などでお酒を飲んでおられました。その日ご自分の手術した患者さんがあるときは絶対に家にはお帰りになりません。だからそういう日の夜食は外食するわけで、外食のときは、必ず誰かを誘っておられました。だれかれなく、誰とでもご一緒なさるわけで、つきあいやすい先生という評判でした。

それに困ったときの神頼みとでもいうのでしょうか、たいへんな患者さんを抱えたときなどは柴又の帝釈天に看護師さんを連れて、お詣りなんかに行ってました。別に信心しているわけではないんですが、やって悪いことでなければ、いろいろなさるんです。もっとも、ついでに一杯飲むということにもなるのですが、いまでも年に一度大晦日には行かれます」

当時の帯津は、一人ポツンと酒を飲んだり、食事をしたりというのは好まない。(もっとも今は一人で飲むのも好きだというが……)誰かと一緒に楽しく飲み食いする——それがいまも続く帯津の養生法なのだ。山田もよくそれに付き合わされていた。

「あるとき、小さな居酒屋で食事をしているとき言われたんです。

川越に病院をつくる。二十床くらいだ。手伝ってくれないか。君の葬式は出してやるから――。手伝ってもらいたい候補が三人いるんだ。その筆頭が君だ。だから、一番に話して、もし断られたら、次の人に頼もうと思う。

こう言われて考えたんです。婦長試験を受けていましたから、もし合格すれば、おそらく転勤が待っています。自分が好むところへの転勤とは限りません。私はずっと外科系に勤務してきましたから、外科系が希みでしたが、そううまくいくとは限りません。そう考えて、帯津先生に付いていくことにしました。二十床くらいだったら、イザとなれば私一人でも見ることができると思いました。イザといえば、イザ、帯津三敬病院が開院すると七十七床になっていて、とても一人で見られる規模ではありませんでしたけれど。さらにいまは九十九床です。

やがて婦長試験に合格して、案の定、転勤先は北療育園というところで、十四歳までの小児の肢体不自由児専門の施設でした。自立を促すため出来るだけ手を掛けずに――という方針のところでした。それは私にとっては、耐えがたいことで、潮時だと思いました。

退職して帯津三敬病院に行くということについては、先輩方からは反対されました。主な反対理由は、上とトラブルがあったと思われたら困るというものでした。しかし、帯津先生との約束がありましたから――」

開院の準備はてんやわんやだったらしい。院長となる帯津はデンと構えていて、何の指示もしない。だから山田中心にスタッフが駆けまわった。「帯津三敬病院の看護師さんは、お医者さんより強い」といわれる源はここにあったのかもしれない。

一九八二（昭和五十七）年の十一月十日の開院日、外は大雨。開院式の参加者、そして患者も続々とやってくる。

「ベッドの準備も終わらないうちに開院式になりました。看護師十五人、ヘルパー六、七人という看護科総勢、二十五名弱で、二、三階の病床と外来の準備です。駒込病院からは当初は私のほかに一名（堀口友子＝現在も外来主任として在籍）で、気心が知れているのはそれだけ。後は寄せ集めでした。医者は院長の帯津先生と副院長の高野征夫先生の二人。そこへ開院当日に四十名の患者さんが見えたのです。救急も来ましたしね。

何も知らないからできたんでしょうね。いま考えると、ぞっとします。みんなほんとによくやってくれたと思います」

外来の患者と入院の患者を医師二人で診るという状態は、かなり厳しい。医者の負担が大きいという意味だ。外来患者を捌きながら、手術もし、入院患者の面倒を見る。

「朝七時に院長が全回診で、九時から外来、手術は午後二時から。外来をストップして始めました。駒込からときどき手伝いの先生に来ていただきましたが、それでもたいへんでした。院長は月火木金土と週五日は病院泊まり、水曜は副院長の泊まりという状態が半年間は続きました。

その後は、パートタイマーの当直医が駒込病院や医療センターとか埼玉医大から来るようになり、帯津先生の当直は無くなったのですが、やはり地元ということもあり、帯津先生を頼って来る患者さんがけっこう多かったので、夜中でも急患があったりすると私が迎えに行って病院に戻っていただいて、対応していただきました。

当直だけに任せない——それは当直を信用しないのではなく、帯津先生の責任感、人柄なんですね。そんな状態が三年は続きました。医局の先生が次第に増えて、分担できるようになったのです」

開院五周年で帯津は自ら医療についての考え方や姿勢を明らかにする本を書いた。それが『ガンに勝つ〈食・息・動・考〉強健法』だ。この出版には筆者も少々かかわった。帯津三敬病院の土台を確認したというところだ。

しかし、中西医結合がそう簡単に根付いたわけではない。しかしそれはやがて、統合医療、そしてホリスティック医学へと発展することになる。

帯津三敬病院には北京の中日友好医院副院長が顧問になってくれて、よく足を運んでくれた。中国から治療医を招いたりもした。漢方の処方もする。西洋医学に漢方薬、鍼灸、気功、食事療法を加えた。敷地には道場（三学舎）を開設、三学修養会を設け、太極拳、気功、調和道丹田呼吸法、八光流柔術などを指導している。

帯津三敬病院の入院患者は、表情が明るい人が多い。ここに入院すれば、笑顔で退院できると決まっているわけではないのに——だ。入院患者の八〇％以上が、がん患者である。ここで亡くなる患者もいる。重篤な状態で入院する人もいる。にもかかわらず病院の雰囲気は明るい。

患者にがんであることを告知するか否かは、かつては議論があった。帯津は、原則として告知すべきであるとしてきた。患者も自分の置かれた立場を正確に知り、医者と共同で病いに立ち向かうほうが治療効果が上がると考えているからだ。

しかし、闇雲に告げるわけではない。患者がそれを受容できるかどうか、一人ひとり慎重に判断する。誰しもがんと告げられれば、衝撃は受ける。衝撃で精神的に打ちのめされ、絶望したままでは困る。だが、いったん、絶望してもそこから立ち直れば、展望がひらける。帯津三敬病院の雰囲気が明るいのは、死を受け入れている患者が多いからだ。とはいえ単にあきらめているわけではない。人は誰でも死ぬ。例外はない。それを帯津は患者に説いている。帯津は自分の死生観を歯に衣着せず伝えている。人間という悲しい存在であることを踏まえて、笑う。それが肝心だという。笑えば「いのち」の力が湧く。「大いなる悲観は大いなる楽観に通ず」なのである。こうなると帯津は、単なる医師ではない。もっと大きな存在になりつつある。

しかし、帯津は帯津であり続ける。

NHKTVの『気功専科』という番組に出演したとき、経絡やツボを示すため大型のキューピー人形を使った。それを見ていたみんなが「あゝッ、そっくり」と声をあげた。丸い顔、先生、おなか何とかして下さいよ――と看護師たちにいわれるほどプックリふくれた腹、短軀。黒い瞳にやさしさを湛えている。身長一六一cm、体重七〇kg。

人間・帯津良一の〝なぜ〟を追って、帯津良一の世界に迫りたい。

白衣を着ない理由

帯津良一

診察室では、滅多に白衣を着ません。

単純にいうと、私は薄着が好きなのです。冬でも夏でも、ホテルなどに泊まって原稿を書いたりするときは、上半身裸です。体に何か纏いついているのはあまり好きではありません。白衣そのものも、あんまりカッコよくないと思っています。姿形も、私のようにズングリした体形の者が着るものではないようです。

イメージもあります。

医学部の学生だった頃、当時、権勢を誇っていた東大・外科の上の方の人などは、眩しいような白衣を着て、肩で風を切るようにして歩いていたのです。あの頃は〝医者はエライ〟時代でしたから。私はそういう姿になんとなく反発して、おれはこういう教室には入らないぞって思っていました。ただ反発しているだけでしたけど。

本郷の東大病院に行かずに、音羽の分院に行ったのは、分院の外科の人は、眩しいような白衣を着ていなかったのが、理由の一つです。ヨレヨレの少し汚れたような白衣が多かったのです。それが、いま白衣を着ないことの伏線の一つです。

駒込病院とか東大病院にいる頃では、皆白衣着ていて、自分だけ着ないというわけにはいかないから無理押しはしなかったのですが、自分の自由がきく病院ができてからは、着ない線で行くことにしました。

実は、患者さんもその方が気分的にいろいろ話しやすいだろうと思ったのです。

医者と患者というのは、これまでのようにプロフェッショナルな修理工が、毀れた機械に向き合うという関係ではなくて、これからは「いのち」のレベルで二人で絡み合って行く。それが医療だと思うのです。

そういう医療を実行するには、片方が白衣を着ていて、身分を何となく誇らし気に表わすのはよくないだろうと考えています。

それらを合わせて、白衣を着ないことにしたのですが、病室を回診するときは例外です。病室では、白衣を着ていないと、思わぬ不信感が生じることがあることがわかったのです。

入院患者の方や、お見舞いの方の全部が全部、私と親しかったり、私の流儀をご存知の方ばかりではありません。

たとえば、重篤の患者さんがいて傍らに奥さんがいるといったとき、奥さんは私の日常の診察姿を知っておられるから普段着で草履ばきで入って行っても、医者であることを承知で対応して下さいます。しかし、たまたま遠方の県から面会に来られた方などは、何か「キッ」とした目で見るわけです。この人は何だろうという目です。

そういう間違いがあるし、お互いにストレスになることもよくないので病室への回診のときは一応着ることにしています。でも患者さんに話すことがあって、普段病室を訪ねるときは、普段着のままです。

白衣考

寺門克

開院第一号の救急患者が搬ばれて来たのは、夕刻だった。診療も終えて、帯津は道場で八光流柔術の訓練に入っていた。

そこへ交通事故患者が到着するという連絡が入り、着替える間もないまま、つまり袴を着けた道衣姿で出迎えると、付添って来た家族に、

「ここには医者はいないのか」

と怒鳴られた。

そこで当時婦長だった山田幸子が
「院長です」

と説明した。

これは山田に聞いたエピソードだ。患者や家族の中にもまだ白衣信仰は根強い。まして開院早々の病院だ。ピカピカ――いや糊の効いた白衣の医師が颯爽と立ち現われるのを期待したかもしれ

ない。

白衣の威力――これは見る側が勝手に描いた幻想だと無視してはなるまい。帯津も、必要に応じて、着用している。ただ、白衣に対する幻想に依存しない。白衣が医療を行なうわけではないのだ。しかし、効用はある。

白衣の効用は、汚れが目立つことにある。清潔を保つ上で、汚れが目立たぬ服装は不可である。それと、外から来た人に病院のスタッフであることの識別機能だ。それ以上でもそれ以下でもない。

ついでに手洗所（便所）について触れておこう。

最近は、消毒臭の強い病院は少なくなった。臭いの強い消毒液がなくなったからだ。

手洗所には消臭剤があるところがある。消臭剤は臭気を消しているだけで臭気の発生源を消去しているわけではない。むしろこれはない方がいいと思う。こういう例がある。

金沢市の佃食品という佃煮屋の工場を見学したときだ。大きな洗面手洗い室があり、隣接する便所の入口に戸がない。目隠しの玉簾があるだけだ。衛生には特に気配りが必要な食品加工工場だ。これでいいのかと思って訊いた。

「保健所がＯＫしたのですか。これで」

「はい。便所を清潔に保つためには、戸をつけて臭いを閉じ込めてはいけないと考えました。臭いは不潔を放置するから発生するわけで、仕切りをオープンにしておけば、臭えばすぐわかります。決して臭うことのないよう常時チェックしなければならない仕組みにしておくのです」

「臭いものに蓋」ではいけないというのは、便所ばかりの心得ではない。病院の尿瓶室などを臭わなくするのは、至難だが、不可能ではないはずだ。

院内に土足のまま入れる一足制の病院も多くなった。帯津三敬病院も開院から十数年は入口で履物を履き代える二足制だったが、入口はいつも乱雑だった。一足制にしたことでかえって清潔感も増し、掃除も行き届くようになっている。土足は汚れる——というのは懶《ものぐさ》の発想だった。

まあ、これが白衣の効用なのだが、要は清潔な着衣であることが肝心のことで、白衣なら、それが保ちやすいということだ。白衣なしで清潔を保つほうが、よほど、神経を使うわけで、帯津は必要に応じてそういう配慮をしている。

腹に触る指先の柔らかさ

帯津良一

私たち腹部外科を専門にやっている医者は一所懸命、患者さんのおなかを触ります。

まず触診である程度の診断の的を絞ったものです。

今は、CTだとかMRIだとかエコーだとかがあるので、多くの医者が割合にそうした検査に頼るのですが、でも一番の基本は、おなかを触ることだと思うのです。

東洋医学には四診といって、望、聞、問、切の四つの診察法があります。望は外見で診る。聞は、患者の声を聞いたり、喘鳴《ぜんめい》を聞いたりする。他に、体臭、口臭、その他排泄物の臭気を嗅ぐことも聞診です。問は、患者の訴えを聞きながら適宜問いを発し、医師が患者に訊ねる問診。そして切は接ともいい、患者に触れて脈診や腹診をする、触診です。この腹診では、腹直筋の緊張度を察知するのですが、日本独自の発達を遂げたといわれています。

触るときには、情報を得ようとするわけですが、もう一つは、患者さんに不愉快な感じを抱かせてはいけないわけで、荒々しく扱うとか、力が強過ぎてもいけない。そうでなくてもおなかが痛いといってやってきた人のおなかが余計痛んじゃったら困ります。なるべくソフトに触るというのは、腹部外科をやっている人は、みんな心掛けています。別に訓練したわけではなくても、そういう気持で毎日やっているのです。冬など、朝来たばかりのときは、手先は冷えて強張っていますから、両手をこすって暖めてから触ります。

私は必要があって触るので、不愉快な感じを与えないようにと気を遣っているのですが、むしろこれを喜んでくれる患者さんもいます。

「先生の手は暖かい」と言ってくれる人もいれば、

「いやあ、こうやってお医者さんに触ってもらうのは久しぶりだ」

と声をあげる方もいます。大病院から転院して来られた方に多いのですが、大きな病院では、先生方は患者に触ってくれませんとおっしゃいます。

腹診でどこまで情報が得られるかというと、情報量はいまの検診機器を使った方がはるかに多いのですけれど、でも手で触るということは、重症度の判定にはものすごく役に立つのです。

これは様子を見ていていい人なのか、治療をするにしても緊急を要さない人なのか、あるいは、これは何か重大なことが起こっているぞとか、のんびり構えていたらまずいとか、それくらいは触ることで見極めができます。

聴診器もう一つの効用

帯津良一

聴診器を使う医者が少なくなりました。聴診器メーカーは経済界でいえば、呉服屋さんみたいな立場です。みんな着物を着ていた時代じゃありませんからね。

私は聴診器を使いますが、聴診器でどれだけの情報が得られるかというと、情報量はごく限られることは確かです。しかし、患者さんの体に耳をつけて聴くというのは、診察の基本の一つです。そして聴診器はかつてその有力な手段の一つでした。

この帯津三敬病院を始めた当初のことですが、何故、聴診器を使うのかを考えました。情報量から言えば、心電図とか胸部の写真とかＣＴがあれば聴診は不要だと断言する医者もいたのですが、その人に対して、私は言いました。

「いや、これは診断だけの道具じゃないんだ。気持ちをこめて聴診器を当てることによってこっちの気を相手に入れることもできるんだ」と。

それで思い付いたんです。気の出る聴診器をつくろうと。それまでにセラミック（陶磁器）が気を通すということは知っていましたので、東洋陶器（ＴＯＴＯ）にいた東大の駒場（教養課程）のときの同級生に電話して頼んだのです。

「何個欲しい」

「そうね、百個くらいあればいいな」

気の医学会という学会があって、ここには世間で変わり者といわれる医者が集まっています。気について興味のある医者ばかりですから、そこに属している約七十人は欲しがるだろう。そこ

で七十個は売れる。あと三十個は手元に置いてもそのうち捌けるだろうと思ったのです。ところが、先方の反応は、

「だめだよ、百個じゃ、三千とか四千とかまとまらなきゃ」

というもの。

「それじゃ、ちょっとなあ」

といったら、向こうも友人ですね、試作ということで三個くらいなら作ってやるといってくれました。それを今も大事に使っているのですが、そんなことを書いたり喋ったりするもので、患者さんが皆、そのことを知っていて、いまでは、病棟でも私が聴診器を当てないと怒るんです。

私は、したがって、聴診器というのは、コミュニケーションの道具の一つと考えています。単に一方通行の情報量の多寡を云々することでなく、双方向性があるというように考えています。

われわれが医学部に入った頃までは、象牙製でした。しかも高価でした。あれがメンブラン(薄膜仕様)になって、音の振動を増幅する機能が高まって、よく聴こえるようになったのです。象牙のときは、よほど熟練しないと実はよく聴こえなかったんです。それで象牙は、すたれて使われなくなったのですが、私がセラミックで造ってもらったのは、その象牙のと同じ形のものです。メンブランに比べると何十%か聴く能力は落ちるかもしれませんが、メンブランにない良さがあると思っています。

聞く

帯津良一

初診の人でも、方々の病院を転々としてここへ来た人でも、患者さんへの対応は、皆同じです。なかには医者に対する不信感でいっぱいの人もいるかもしれませんが、私のほうはみな同じ患者さんですから、特にそういう患者さんを特別扱いするということはありません。

まず、大切なのは、患者さんの話を聞いている間は、それを遮らないことです。話し手が話を区切るまで、こっちは黙って、合槌を入れるだけです。

でも、それを私がやっていると、外来の患者さんが溜まってきてしまうもので、以前は、看護師が後ろにいて、患者さんの言葉を途中で止めようとしたりすることがありました。

「はい、そこまではわかりました」

などといって、間に割って入って来たのです。

看護師さんたちも、私のためを思って、外来全体のためも思って、そうするのですが、これほど患者さんによくない話はないので、「遮るんじゃない」と私はいつも怒ったんです。

患者さんが話したいだけ話してもらう。そうすると、黙って「ウンウン」と聴いていてもそんなに長くは喋りません。

二〇〇三年に池袋で始めた帯津三敬塾クリニックでは、保険診療外の自費で初診料二万円をとっているので、病院でよりも余計に話を聴かなければいけない、と思います。患者さんのほうも、二万円も払っているのだから、たっぷり話を聴いてくれると思っているわけです。だからどんどん喋ってもらうのですが、面白いことに、四十分したら、皆やめるのです。話し疲れて口を噤《つぐ》んでしまいます。四十分ですから、聴くほうもわけないんです。能率のいい診察のためには、十五分くらいで終わってくれた方が有難いけれども、本当に長い、諄《くど》い人がいても、せいぜい四十分であると思えば、どうということはありません。

初診の患者さんの場合は、まずは患者さんの悩みをよく聴いた上で、じゃ漢方薬でやりましょうかとか、ホメオパシー（homeopathy）でやりましょうかとききます。

特にホメオパシーの診断をする場合は些細なことでも知っていたほうがいいので、こっちは黙っていて、意識的に長く話してもらいます。

ご承知のことと思いますが、ホメオパシーというのは、ドイツ人医師のサミュエル・ハーネマン（一七五五年～一八四三年）が初めて体系化した療法で、すでに二百年以上続いています。この考え方は、大昔のヒポクラテスや中世のパラケルススも唱えていました。

この療法の土台となるのは、患者さんのナラティブ（narrative）、日本語でいえば物語です。ナラティブ・ベイスド・メディスン（物語に則った医学）というのが、ホメオパシーの考え方による医療です。これは、エビデンス・ベイスド・メディスン（証拠に則った医学）に対位する概念として出たものです。このエビデンス・ベイスドというのは、まさに西洋医学です。数量化、計量化ができて、患者を皆一律に横並びにしてマニュアル化して治療に当たります。

ナラティブというのは患者一人ひとりの物語ることを基にします。ただこの物語というのは単なるストーリーと違い、語り（narration）に重心がかかっています。その人の「いのちエネルギー」が語りには入っています。言葉の表現やただの話の筋書きではなく、彼女や彼の「いのち」から吹き出しているエネルギーが、溢れ出たものと見ます。そういうつもりで話を黙って聴いていると、「いのちのレベル」「こころの状態」というのが、ある程度つかめて来ます。

ホメオパシー診断をする医者を、私たちの学会の指導団体であるイギリスのファカルティ・オブ・ホメオパシーでは、ホメオパシー医と呼んでいますが、ホメオパシー医は、患者を誘導する必要はありません。誘導するとホメオパシー医の先入観が入ってしまうおそれがあるので、気を付けます。

ここでホメオパシー医という呼称について説明したのは、ホメオパスという呼称もあるからです。この呼称にははっきりしないことがあるので、私たちは使っていません。

患者さんの話をじっくり聴くということでいえば、病院などやっていないで、好きな時間に好きなだけ患者さんを診るというのが理想です。贅沢をするわけではないので、それで食べていけないこともないだろうなどと思ったりもします。そうすれば、必要な人には一時間でも二時間でもナラティブを聴いて診察して、患者さんは一日に二十人でもいいじゃないかということです。病院での保険診療では一日に二十人ではとても続けられることではありませんが、一人で陋屋《ろうおく》でやっていく分にはそれでいいかもしれません。

将来は、そんなことをやりたいとも思っています。

三学修養会

帯津良一

病院をつくるときに、治療成績を上げる術後のリハビリテーションの狙いもあって気功の道場をつくったのですが、最初は誰も来てくれないもので、健康法のクラスをつくればいいだろうと思いました。

そしてとりあえず、楊名時《ようめいじ》先生について太極拳を学んでいた家内の稚子に太極拳のクラスをつくらせました。次いで長允也《おさみつや》先生の調和道丹田呼吸法を始めました。八光流柔術は歳は若いけれど柔術の同期生だった小林健二さんという鍼灸師にお願いしました。この三本柱で、三千円ほどの月謝をとって始めました。三学修養会と名づけました。

三学修養会の名称は江戸時代の儒者・佐藤一齋の教えに因みます。

少而学壮有為（少にして学べば壮にして為す有り）
壮而学老不衰（壮にして学べば老いて衰えず）
老而学死不朽（老にして学べば死して朽ちず）

この「少而学、壮而学、老而学」を「三学」と名づけたのは安岡正篤さんですが、最後の「死不朽」のところが気に入って、こういうつもりで生きようということで三学の名を拝借しました。この文言は病院の待合室にも掲げてあります。

（少而はわかくして、壮而はさかんにして、老而はおいてと読むとわかりやすい…寺門注）

第二章

生い立ち

医者になるまで

寺門克

生家は川越の玩具屋だった。良一は、その名からも推測できるように長男である。父親は職人気質で、口下手な商人だった。母親も店に出ていた。

父親は商人向きではない、お客に無理してお世辞を言っている、と良一は思った。自分も商売には向かないと感じていた。

小学校は川越市立第三国民学校。勉強は得意だが、体操が苦手。特に鉄棒だとか器械体操だとかが一番苦手だった。唯一、得意だったのが跳箱。身が軽いというか、これだけは身体の大きな同級生に伍してやれた。

国民学校に入学する四ヶ月前に始まった大東亜戦争は四年生の夏に終わった。

良一は人前に出て挨拶をしたり、しゃべったりするのが嫌いだった。学校から帰るとすぐに部屋にこもって、本を読んでいた。『銭形平次』や『むっつり右衛門』といった大衆時代小説などだ。

ほかに楽しみといえば夕食後、一家団欒でラジオ放送を聴くことだった。『鞍馬天狗』などの連続放送劇や大相撲の中継があると、家族みんなと一緒に聴いていた。ごく普通の小学生であったといえよう。

当時、川越で塾といえばソロバンと柔道。友達につられてその両方に通った。ソロバンは三級までトントン拍子、二級に進むときに興味を失った。

しかし、良一は、将来何になったらいいか、考えていた。商人にはなりたくない。しゃべらなくても済む職業は何だろうかと。

医者になるのもいいかなと思った。その頃、往診に来る医者が一言もしゃべらず、聴診器を胸に当てて『ウム』といい、母親の出す洗面器で手を洗って帰っていく。これを見ていて、医者になれば、しゃべらなくてもいいと合点した。もっとも帯津は、いまは、よくしゃべる医者である。患者と話すばかりではない。多勢を前にした講演も、年に百回近くこなすし、マスコミの取材を受け、TVなどにも出演する。それはともかく、幼い頃はそう思ったのだ。

中学は、新制で川越市郊外の富士見中学である。一帯が畑地だったところに新設された中学で、第三国民学校の生徒は皆ここに進学。そして社会科の教科書で聖路加病院の写真を見た。空に向かって聳える立派な建物が病院だった。そういうところで仕事ができるなら、医者に憧れた。この頃の学友・幕内敬は帯津をこう見ていた。

「帯津とは国民学校、中学校と一緒だったが、クラスは別。仲よくなったのは東京の高校を受験するために模擬試験を受けに行って話を交わしてから。中学校での学業成績はもう一人優秀なのがいて帯津は二番手。どう見ても帯津の方が頭はよかったと思うけれど、帯津は、成績に拘わらない性格。競争しようとはしなかった。余裕があるというか、あくせくしないというか、普通の人間とはその点で違っていた」

高校は越境して東京の都立高校へ通った。小石川高校といい、男子生徒の半分は東大を受験した。帯津もご多分に漏れず、東大を受け、現役で合格した。理Ⅱ。医学部へ進むコースだ。その頃の東大には文Ⅰという法学部へ進むコース、文Ⅱという文学部コース、理Ⅰという理学、工学部コースとがあったが、帯津は他に興味がなかったようだ。

東大現役合格というと、ガリ勉タイプをイメージする人があるかと思うが、帯津は違う。当時、小石川高校は週五日制だったので翌日が休日の毎週金曜日の帰り途には、池袋で映画を観て帰るときめているほどの映画少年だった。その思い出を語ったエッセイがある(『文藝春秋』特別版戦後六十年)。

帯津ばかりか、小石川高校の場合、ガリ勉は少なかった。勉強はひそかにやるものと思っている連中が多かった。当時の校長・沢登哲一は「よく遊べ、暇があったら勉強しろ」と生徒に訓示した。筆者などは、それを真に受けて暇がないほどよく遊んだ。筆者の旧友には、われわれと一緒に知らんふりして遊んでいながら、家に帰ってから勉強していた者がいた。その男の成績がいいのは、勉強しているからではなく、頭がいいんだと思っていた。

しかし、帯津は別格だったらしい。ほんとに頭がよかったと、当時の帯津をよく知る級友の一人小野章一が言っている。

「ホームルームではアイウエオ順の席だったから、オノとオビツで席がそば。初めて帯津を見たときは、小柄な上に色白でポッチャリした童顔だったから、中学生みたいだった。三年間、クラス替えはなかったから、それから三年間いっしょ。

頭がいいのは、すぐわかった。返って来る試験答案をのぞくと、いつもいい点だった。

ウチのクラスでは、東大の理Ⅰに行った高橋啓二と帯津がずばぬけて、デキタ。

川越からの通学であったせいか、放課後、学校でウロチョロしていなかった。すぐ池袋行の都電に乗っていた。

黙々と真面目な印象が残っているが、帯津が唯一弱点を見せたことがある。

二年の夏休みだったと思う。クラスの仲間五人で鎌倉の由比ヶ浜へ海水浴に行った。仲間の一人の父親の勤務先の海浜寮に泊まった。帯津は泳げないので水辺でバチャバチャやっていたのだが、最終日のこと、腰くらいまで海に入った。その日は台風の余波らしく、少しうねりが高くなっていて、その分引き波が強く、帯津はズルズルと沖の深みに引かれていってアップアップし始めた。

驚いて近くへ行って助けようとしたが、しがみつかれて、こっちの身も動きがとれなくなりそうになった。

運よく近くを通りかかった舟に助け上げてもらい、事なきをえた。舟が来なかったらと考えるとぞっとする。

この話は、以来、五十年間、封印していたが、半世紀経ったのだから、もういいだろうと思う。つまらぬ事故で天下の秀才が陽の目を見ない、花を咲かせないということになりかねなかった」

そういえば、帯津のあとを継いで帯津三敬病院の院長となった東大医学部同期の長瀬光昌は、「何がうらやましいといって、帯津は一度読んだ本は二度と読まなくていいことだ。一回でわかっちゃう。覚えちゃう」と帯津の著書五十冊目の祝賀会で語った。

帯津の読書に特に傾向といったものはなかった。ある本に魅かれると、その著者の著作をとことん読む。分野を問わない。

高校時代は、通学電車の中で、世界文学全集を片っ端から読んだ。トルストイの『戦争と平和』、カミュの『異邦人』。しかし、どちらかというと日本の小説のほうが好き。漱石が好きだった。とくに『三四郎』には魅力を感じていた。駒場から本郷に移り、西片町で下宿してからは、三四郎池が、勉学に疲れた心を癒したにちがいない。

勉学といえば、帯津は、学問に「寂しさ」を感じたことがあると書いている。

学問のさびしさに堪へ炭をつく　山口誓子

この句を帯津三敬病院の待合室に掛けたのにはわけがあったのだ。帯津はこの句に接した途端に「ハッ」としたという。心が動いたのだ。

帯津は本郷での最初の二年間は森川町、その後、西片町に住んだ。

西片町の下宿は、「階段を上がると三尺の廊下。ガラス戸越しに狭い庭をちらっと見やり右手の障子戸を開けると六畳間、北側は押入れ、西側は隣部屋との境の襖、東側には小さな窓があって、その前に机」と自ら書いているような寂しい雰囲気。この句でその頃の生活が甦ったのだ。山口誓子のこの句の句想はおそらく彼が東大法学部の学生だった頃の千駄木の下宿に発していたものではないかと思い、それが自身の下宿生活と重なったのだ。誓子の俳句仲間からは「学問のさびしさ……」ではなく、「きびしさ」ではないかという指摘があったようだが、誓子は「毎日、法律、法律に追われ、囲まれ、さびしいのだ」と言っていたらしい。

山口誓子がこの句を作ったときは二十四歳。関東大震災の翌年だ。暖房は火鉢くらい。だから「炭をつぐ」のだろう。帯津は電気炬燵で暖をとっていたから、ここは想像したわけだ。

食事はどうしていたか。山口誓子はおそらく賄い付きだったろう。帯津は外食、大学の前の森川町食堂。メニューはオムレツとか湯豆腐とか。白黒テレビで〝チロリン村〟などを観ながらひとり黙々と食べると下宿へ帰る。

帰れば机に向かう。何となく寂しい。学問が嫌なわけではない。「青雲の志を懐いての学問だから楽しいはず」と思うものの、やはりさびしかった。だから、下宿でひとり炭ついでいた山口誓子の気持ちが、痛いほどわかったというのだ。淋しさ、それは幽かな心の痛み。

他人の幽かな心の痛みをわがこととして感じることができる。それが帯津だ。

余談だが、筆者が師と仰いだ脇田保《わきたまもる》さんは大腸、肝臓、肺へと移転したがんで、最期はホスピスで迎えた。入所して一ヶ月ほどして小康を得たとき、かねて約束していた講演をした。演題は「生涯現役」だったが、ホスピスでの生活についても話は及んだ。

「――自分の痛さ、辛さは何とか耐えられます。しかし、隣の病室から壁越しに漏れ聞こえる声には抵抗できません。押し殺してはいますが、明らかに苦痛を堪えています。末期の叫びでしょう。これを聞いていて何が辛いかというと、その人の苦しさを和らげるための何の手だても持っていないことです。隣へ行って、手を握って慰めることもできないし、そうしたところで、その人の苦しさを、恐怖を、少しでも解消できるとは思えないのです。ただ私にできることといったら、それまで心から信じることなどなかった神様や仏様に、どうか隣の人の苦痛を取り除いて下さいと手を合わせることだけなのです．それしかできないのです」

脇田さんはそう言って絶句した。天井を見上げたが、溢れる涙が頬を濡らした。そして気を取り直した脇田さんは言った。

「許してください。私も気が弱くなっているのです」

会場は寂とした。聴衆の一人から嗚咽が漏れた。その時、甲高い声が響いた。

「脇田さん、ガンバレ」

その声を待っていたかのように、「ガンバレ」「ガンバレ」の声があがり、それが拍手に包まれた。

人の痛みをわがこととして感じることのできる人が、たくさんになった。

話を戻そう。

帯津は「学問のさびしさ」を、青春の感傷だけにとどめない。やがてこの「さびしさ」は、学問特有のさびしさであるということを老子の第四十八章に発見する。

為学日益　為道日損

損之又損　以至於無為
無為而無不為矣
「学問をするとき、日ごとに蓄積していく。『道』を行うとき、日ごとに減らしていく。減らしたうえにまた減らすことによって、何もしないところにゆきつき、そしてすべてのことがなされるのだ」（張鐘元著・上野浩道訳『老子の思想』）
ここで帯津は「学問のさびしさ」は「蓄積することのさびしさ」だと思い当たる。学問を積むのは、生命場がそのポテンシャル・エネルギーを変化させて形を得ていくのと同じだ。生命場は形を得るにつれて劣化する。虚空につながる生命場は、いわば道だ。生きるということは、道を行なうということ。形を捨てて、減らしていかなければ、虚空のいのちにたどりつかない。しかし、学問を積めば、それは形を得ることになり、道から遠ざかることになる。
帯津はこの「道から遠ざかる」ことが「さびしさ」の原因ではなかろうかと観じた。山口誓子もまた火鉢に炭をつぎながら、「道」から遠ざかるさびしさを感じたにちがいないと、帯津は解いた。
帯津は並外れた能力を持ちながらも、ごく普通の常識人である。同時に、単なる医学生、単なる外科医でないことが、こうした生いたちと思索の態度からわかる。
とはいえ、このままでは、帯津は、頭のいい、堅物と思われかねない。現在の帯津の温和で明るい、恵比須顔につながらない。先に登場してもらった中学の同窓生・幕内は帯津の未分化の細胞を抱えた人間形成期をこう見ている。少し長いが帯津の素顔が見られるのでそっくり書く。

「同じ中学から都立小石川高校に入ったのは帯津と私の二人だけだったので、かなり親しくなった。川越から一緒に電車で通学した。高校時代、帯津は勉強の為と称して下宿した。近くの大きな産院に産後の婦人が休養する部屋があって、そこを借りて入った。たしかに勉強もしていたかもしれないが、帯津の部屋には毎日誰かしらがやって来て、麻雀などをしていた。もう一人、別の部屋に下宿していた学生もいて、その友達が、友達を連れて来る。日常的には付き合わないようないろいろな人間が出入りして、まるで梁山泊のようだった。もちろん私も入りびたっていた。大学生になっての教養課程の駒場時代はほとんど連日、麻雀だった。

その頃だったと思う。帯津は父親に、月決めで小遣いがほしいと言った。すると父親に月決めで生活をすると人間が小さくなる、必要と認めればいくらでも出してやるから、月決めの小遣いなどというなと窘《たしな》められたらしい。

それと関連があるかどうか、あるとき手紙で、将来必ず有形無形で返すから、毎月資金援助をしないかと言って来たことがある。私はサラリーマンの息子で毎月小遣いをもらっていたが、友だちに資金援助できるほどの余裕はなかった。

病院をつくるときも、金を出さないかと言って来た。私は、病院をつくること自体に反対した。医師として収入は保障されているのに十億単位の借金をするといったリスクを負うことはないと思ったからだ。しかし、病院は成功した。帯津の理念が実ったということもあるが、中学の同級生・岡本敬行の裏方としての支えが大きかったと思う。彼は、信用金庫の支店長として、病院設立の手伝いをしていたが、やがて職を辞して、帯津の病院の事務総長になった。出資もしたので、まだ理事として残っている。帯津は金銭面の管理は苦手、岡本がいなければやっていけなかったろう。

話はかわるが、帯津は学生時代から酒が好きだった。東大では駒場から本郷へ移るときに、試験がある。医学部へ進む試験の前でも帯津は、みんなと酒を飲んでいて、一回落ちた。教育心理へでも行くかなと言っていたが、次には合格。

映画も好きで、オードリー・ヘップバーンやグレース・ケリー、日本人では岸恵子が好みだった。岸恵子が駒子役で池部良と主演した『雪国』の舞台、湯沢温泉に行こうと、帯津と下宿が一緒の男と私と三人で鈍行に乗って行った。

「次は湯沢」というアナウンスがあったので降りたら、臨時停車駅の岩原。スキーシーズンの終り頃で、まだスキー客用に停車していたのだ。帯津はスキーにものめり込んでいて、かなりの腕前だったが、そのときは誰もスキーの仕度はしていない。学生服姿の三人が立っているのを見て、旅館の客引きが声をかけて来た。

――どこに泊まるの
――湯沢の菊屋
間違って降りちゃった。ほかに交通手段はない。次の列車まで待たなきゃならない。あと三時間。といった事情がわかると、その客引きが、菊屋まで送ってくれた。煙草銭でも――と三人が財布を探ったが小銭がない。結局、よその旅館の人に無料送迎を受けたことになった。

そして菊屋に三泊四日。その間、帯津とその下宿が一緒の男は、毎日、一日中酒を飲んでは温泉に入る、入っては飲むの繰り返し。一晩だけ外出したが、それは赤提灯で酒を飲むため。酒が飲めない私は、何もすることがない。三人では麻雀もできない。

興味がないことには、帯津は動かない。この三人で昇仙峡へ行ったときもそうだ。下の食堂でビールを飲み始めたら、もう滝のあるところまでは行かないという。幕内、お前、一人で行って来いよと言って二人で飲んでいる。懶《ものぐさ》なのだ。

ゴルフに行っても、午前中はプレーして、昼、クラブハウスでビールを飲み始めたら、あとはやらないと言い出す。

反面、律儀だ。義理に堅い。

中学の先輩が子どもを残して亡くなった。なくなる直前に帯津もかかわったようで、以来、その子が勤めに出始めるまで十数年、お盆の頃になると、私に一緒に線香をあげに行こうと誘ってきた。

少年時代、帯津は、オバサンに日常の世話になっていた。両親が商売で留守勝ちで、この北海道から来ていたオバサンが兄弟三人の食事の仕度などをしてくれ、育ててくれた形だ。このオバサンは、帯津に、良一さんは日本の大学なんていかないで、ケンブリッジに行きなさいと言っていたようだ。小学校の作文にも「ケンブリッジ大学に行く」と書いたと、帯津の本で読んだ。代替療法のワークショップに日本からの団長として参加したとき、やっとオバサンの言うようになったと書いていた。

このオバサンの墓参りにも毎年北海道まで行っているようだ。

懶ではあるが、それは関心のないことについてだ。興味を持つと集中する。とことん追う。受験時代も、参考書は一回読むだけで、三回読んだ私より覚えている。集中力なのだ。

学生時代は、喋るのは苦手のほうだった。いまではよく喋る。しかし、ものごとに拘泥しない。執拗に議論はしない。主張を押しつけない。他人は他人、オレはオレと言うケジメがしっかりしている。執着心が薄いということだろう。

共立蒲原病院にいたときだ。周辺は漁師町で酒飲みが多い。肝硬変で、酒は避けるべき人にも、無理にやめさせて一年や二年、寿命をのばすよりも、好きなように生きたほうがいいのではないかと言っていたとか。

医者としてそれでいいのかとも思うが、帯津の相手は病気じゃなくて、人間なんだってことかもしれない」

人間まるごとを相手の医療――だからホリスティックに行き着いたのだ。

武即医

寺門克

帯津が八光流柔術と出会ったのは、東大医学部を卒業し、分院に勤務し始めたときである。分院は文京区音羽の講談社の裏手にあって、そこに通う途中のマンションにかかった八光流の看板に目を留めた。

学生時代は空手部に籍を置いて、和道流拳法空手（大塚博紀師範）を学んだ。

「中学時代も町道場へ通って柔道を習いしましたが、別に格闘技が特別に好きだったのではありません。ましてそこに〝道〟を求めたのでもありません。ただ一個の男子として勁《つよ》さを得たいと思っただけです。かといって人並み以上の勁さを求めたわけでもないので、空手も卒業までに初段に進んだだけで満足し、卒業したつもりでした」

しかし、〝道場〟を目にした。気になった。帯津は武術に造詣が深い空手部の先輩に電話で尋ねた。千葉で開業医をしているその先輩は言った。

「八光流柔術には手を出すなと言われている。それくらい強烈な業なんだ」

帯津は意を決した。そんなに凄いものならは是非とも学びたい——。

八光流の門を叩いたのは、夕方の六時だったか七時だったか。門を叩くといっても門があるわけではない。マンションの一室の戸を開けるとそこには事務室のような四畳半と六畳間があるだけ。道場はその六畳間らしい。事務室には誰もいない。ただ一人、道場にいた若い人に「八光流の業を拝見に来ました」と来意を告げたところ、道場に招き入れてくれ、何か武道をやっているかとたずねられた。「空手を少々」と答えると、「では突くなり、蹴るなり自由においでなさい」と。歳は若そうだし、きっと道場の留守番だろうくらいに思っていた帯津は、本気でやっていいのかどうかと躊躇った。しかし、相手がそう言うなら——と前蹴りを飛ばした。

と、帯津の体はもんどり打った。投げ飛ばされたのだが、どうやられたか皆目見当がつかない。

「どうやったんですか」

問いかけても、笑っているだけで教えてくれない。教わるには入門するしかない。

入門して発見したのは医療体術――「武即医」の世界である。

八光流柔術は合気柔術の流れをくむ。攻撃点はすべて相手の経穴・経絡である。経絡は中国医学でいう人体内の気の周回経路である。経穴は気の溜り場、鍼灸でいうツボだ。経穴・経絡は攻められれば痛い。激痛で倒れる。しかし、同時に体に治療を施される。指圧――八光流では皇法指圧と呼ぶ――だ。外敵に対しては柔術で、内敵（病患）に対しては指圧で闘う。中国武術には「指突《しとつ》」「点穴《てんけつ》」といった用語がある。指または道具で経穴を突き、相手を金縛り状態にする。さらに内功（気功でいう内気功＝自身に施す気功、他人に施すのは外気功）を積めば、点穴されても自分で解くことができる。

八光流の創始者は奥山龍峰。埼玉県大宮市に本部道場があり、帯津が訪ねたマンションの一室は東京本部だった。そして最初、単なる留守番かと思った若者は、本部の内弟子で東京本部をあずかっていた人だった。

帯津は医者仲間をかなり誘ったが、三、四回通うと、来なくなる。「この痛さでは……」と敬遠される。続いたのは帯津だけだった。

一年で師範になった。並みの修業ではなかったようだ。経穴・経絡を触れると同時に攻めるには、上半身、特に肩に力が入ってはいけない。一瞬の間合いで指先に体重をかける――初代の奥山はそういっていた。

帯津は、日常の動作の中で、無駄な力を抜いて小指の力だけを活かす練習をした。電車に乗ったら、つり革に小指だけでつかまる。足は爪先だけで立つ。物を持つのも小指だけ。駅の階段は手すりに、業をかけながら昇降する。自宅では天井からサンドバッグを吊って当身《あてみ》の稽古。

師範になってからも上達の秘訣をいろいろ研究した。業固有の間合いを会得しないと上達しない——と。そして間合いは、呼吸に関係があるのではないかと思った。

やがて帯津は、呼吸法を求めて調和道を学び始めた。そして臍下丹田に充した気を指先から一気に相手のツボに放つ。これが師匠のいう「ボンと体重をかける」ことだと悟る。そして、言う。

「調和道協会の前会長・村木弘昌さんと北京大学の経済学部のセミナーで講演したとき、面白い体験をしました。自慢みたいになるんですけれど——。

村木先生は呼吸法の話、私は中西医結合のがん治療の話をしたのですが、八光流の話にも触れたのです。すると、体育学部の腕の太い学生が出て来て『話だけではどんなものかわからない。業をかけて見てくれ』と言うのです。

仕方なく学生に私の胸を取らせてその腕を返そうとしたのですが、汗ですべって、手首が返らないんです。とても暑い日でしてね。業が掛からないもので学生はニヤニヤしだしました。これじゃ謝るしかないと思いながらも、何とか業を効かせようと頑張ったのですが、ダメ。

いいや、謝っちゃおう。そう思って力を抜いた途端、相手がひっくり返って、ギャッと悲鳴をあげてたんです。業を効かそうという邪念が消えて、肩の力が抜けて、掛かっている小指の先に〝ボンと体重がかかった〟んですね。そういえば師匠は、欲があると業は掛からないと、よくおっしゃっておられたんです。

倒れた学生は『なぜだっ』と盛んに私に訊くのですが、八光流というのは、こういう業なんだとしか答えられませんでした」

指先に気を込める。指先から気を放つ。すでに気功に到達していた。

調和道丹田呼吸法

寺門克

帯津が「私の後半生のふるさと」という調和道丹田呼吸法について、少し詳しく触れたい。

まずは帯津と調和道丹田呼吸法との出会いだが、これには、さきに高校時代のクラスメートとして話をしてくれた小野章一が深くかかわっている。

帯津は本郷の医学部時代によく小野と一緒に飲み歩き、小石川植物園の近くにあった小野の家に泊まり込んだりもしていた。空手部の仲間で鹿児島出身の医学部生・登政和《のぼりまさかず》もその仲間だった。これが調和道と帯津を結びつける伏線である。ここから小野が証言する。

「オレが四十二歳のときだった。風邪を引いていて体を暖めようと、熱いポタージュスープを飲んだ。そのポタージュがほんとに熱くてノドを火傷した。ノドが張りついてしまって息が吸えない。帯津のところに電話しようにも声も出ないし、何もできない。

仕方なく、近所の医者に向かい、その門の前で気を失った。バタンと倒れたので、一緒にいた家族が救急車を呼んだという。搬ばれたところが日本医大で、すぐ手術。一週間の入院だった。手術の翌日、当時、駒込病院にいた帯津が寿司を持って見舞いに来てくれた。

ノドを手術してワサビの入った寿司なんて食えないって言うと、何も小野が食わなくていい、誰かに食ってもらえばいい、と。

まあ、こんな話はどうでもいいのだけれど、以来、オレは、ノイローゼになった。息が吸えない経験をしてから、夜、寝ていて突然息ができなくなるのではないかという恐怖におそわれるようになった。一種の強迫観念だな。

それで呼吸ということに関心を持つようになって、いろいろ本を読んだ。そこで太極拳や丹田呼吸法の存在を知った。

帯津に相談したら、太極拳をやるなら、そのうちに楊名時先生を紹介するよという。オレは今日にも明日にも始めたいので、〝そのうち〟を待っていられず、丹田呼吸をキーワードに調和道を探り出して入門。熱心に精進したので半年で指導員になった。

そのうちに日暮里の延明院で長允也という人が指導者で若い人を集めてやっているという話を同僚にきいて、出かけた。月一回だが長さんのファンが寄り集まっている感じだった。一通り終わると、近所で一杯飲んで解散というのも気に入った。

で、長さんが鹿児島の出身と聞いて、帯津の空手仲間の登医師の話をしたら、何と、隣に住んでいたということだった。

そんな奇縁があるもんだと帯津にその話をしたら、帯津も八光流をやっていた関係で、呼吸に興味があったのだと思う、当初は調和道には入らないものの、ときどき延命院にも現われ、泊まりがけの合宿にも参加していた。

調和道協会会長の村木弘昌さんの息子が東大の医学部にいたこともあって、あるとき、村木さんに帯津を紹介したら、村木さんが帯津をえらく気に入ってしまって——」

やがて村木は帯津に会長のバトンを渡すことになったのだ。

筆者は一時、この呼吸法に接した。日暮里の延明院の本堂に通ったのだ。家が田端にあり、近かった。まだ帯津三敬病院はできていなかった。帯津は都立駒込病院の外科医長で、その帯津に誘われて参加した。指導者は、長さんだった。

延明院と聞いて興味が湧いたこともある。歌舞伎狂言にもなっている江島事件（一七一四年）の縁の寺だ。大奥の大年寄江島と歌舞伎役者・山村屋の生島新五郎が逢瀬を重ねた舞台だ。事が露見して江島は、桜で有名な信州は高遠に、生島は三宅島に流罪となった。もちろん山村屋は廃絶。ほかに関係者千人余りが処分されたとか。

あまり大きくない本堂に十名前後の門人が集まっていた。別格で小野もいた。長さんや帯津や小野を除くと比較的若い男女だった。男は上半身裸、女子はTシャツ。下は柔道や空手で使うようなもの。堂の片隅で着替える。

いま筆者の手元には、帯津が社団法人調和道協会会長として復刻版に挨拶を載せている藤田霊齋著『調和道丹田呼吸法』がある。当時、もしこれがあったら、もしこれを探して読む努力をしていたら、もし……と「もし」を重ねていわせてもらえば、私も少しは呼吸法を身につけ、調和道に少しは踏み入ることができた。

しかし、このときの延明院に集まった人々は皆、すでに何年かの修業を済ませており、その習熟の度を深めようとしていた人たちで、新人としては、なかなかついていけなかった。先生の指示に従って〝心身鍛練〟に励む諸先輩の動作を真似るものの、使われている言葉の文字も、意味もわからないのだから、心もとないことおびただしい。

もっとも、いま思えば、初心はそれでいい。形から入る。きちんと真似できればいい。柔道だってそうじゃなかったか。先生をうまく真似ることができるようになって、始めて技が自分に見えてくる。体で覚えて、心で悟る。素描、模写で始まる絵画、手本で習う書道、バイエルを繰り返し弾くピアノ。それが初心者だ。

しかし、人はときとしてそれを忘れ、頭でっかちになる。「上虚下実」とか「完全息」とか説明を求める。説明を聞いてわかった気になってしまう。だから、体得しないうちは、むしろ邪魔かもしれない。

とはいうものの、いっぱしの大人になっているつもりの者にとっては、わけもわからず習練をさせられるのでは続かない。動機づけが必要だ。

少しずつ耳にはった先輩男女の話によれば、ほとんどの人が、何かしら心身の不具合を感じていて、調和道丹田呼吸法でそれを打開しようという動機を持っていた。そして、かなりの〝成功〟に勇気づけられて、なお精進しているのだった。当時の筆者は、半鬣りの西式健康法で、二日酔いから解放され、とくに健康不安は抱えていなかった。だから丹田呼吸法への取り組みは、延命院という道場への興味を越えるほどの動機には裏付けられていなかったのである。この自身の健康への思い上がりは、ほどなく高血圧、高尿酸値、心電図の異常を表面化させることになり、やがて帯津三敬病院の患者となる道に通じていたのだ。

それはさておき、帯津はなぜこの調和道丹田呼吸法を「後半生のふるさと」と呼ぶのであろうか。先に挙げた復刻版に寄せた文で、帯津は次のように書いている。

「ふるさとは遠きにありて思うものといいますが、折に触れて振り返り、立ち帰る癒しの場です。すべての人々がそれぞれの、こうしたふるさとを持っているのでしょうが、調和道丹田呼吸法はただのふるさとではありません。

古代の中国あるいはインドに源を発し、未来に向かって滔々と流れる養生思想の大河の中にあって、蘇東坡─白隠─藤田霊齋、村木弘昌と受け継がれてきた清冽なる名流です」

さらに加えれば、いま「養生の時代がまさに開かれようとしている」こと、そして、呼吸法の目的は、「生きながらに金剛不壊《こんごうふえ》の大仙身を成就し、虚空と一体となること」（白隠禅師）と言い切っている。

蘇東坡は蘇軾の号で、文人官僚だ。文人とは中国では文徳をそなえた人物をいう。文学者のことではない。文徳とは先人の知恵のこと。すなわち古典に精通しているということで、儒教にも道教にも造詣が深かった。文とは、霊力を持った言葉の意味もあり、霊力とは人間に働きかける力をいう。つまり呪文もその霊力による。

『赤壁賦』などの詩文で知られる蘇東坡だが、官僚としてはしばしば自らの信念を貫いて周囲に逆らい、投獄され、死刑の危機にも遭い、二度も流罪を蒙っているにもかかわらず、くじけず明朗闊達に振舞い続けたという。その卓抜した心身の健全さは、養生思想を体現していたからに相違ない。

中国では失意の文人官僚は道家となって隠棲する者が多かったらしい。文人であるから素地は十分だ。官途が閉ざされたからには、神仙の道を歩む——というわけかもしれない。蘇東坡も例外ではなかったのではないか。

蘇軾の体得した養生法が何であったかは明らかではない。

白隠は臨済宗中興の祖といわれる僧だが、前述の通り「生きながら金剛不壊の大仙身を成就し、虚空と一体となること」を呼吸法の目的としていたという。呼吸法は気を整え長生を実現する道教の方法論の一つである。白隠がこれを修めたということは仏教と道教が融合していたということだ。

白隠は禅僧として漢文で語録を残しているほか、平易な仮名文での著も多い。そして、蘇東坡の言説の引用もしばしば行なっているという。その中の一つに『夜船閑話《やせんかんな》』がある。ここで、神経衰弱と肺病に悩まされていた白隠自身が『内観の秘術』で治した話が載っている。

この内観の秘術こそ、調和道丹田呼吸法の源なのだが、その一つ輭蘇《なんそ》の観は難関で、藤田霊齋を相当悩ませたようだ。そして、そこを打破した方法こそが、調和道の息心法の完成へと導いた。字義をそのまま追えば輭は軟、蘇は息の疎通。したがって輭蘇とはゆっくりとした呼吸のことだが、帯津によれば違う。

輭蘇の蘇は酥で、香りがよく甘い乳製品で醍醐味とされる。醍醐は五味の一つ。五味は一般には、甘、酸、鹹、苦、辛の総称だが、仏教では牛乳を精製する過程において生じる五段階の味のことで、乳味、酪味、生酥味、熟酥味、醍醐味をいう。

この酥が頭の上に乗っているイメージを描きながら坐していると、それが体温で融けていい香りが徐々に下りて来て、体を覆う――。これが輭蘇の観で、イメージ療法であるという。内観の法は大の字に寝て臍下丹田を意識して呼吸をするという呼吸法であると。

藤田霊齋（祐慶）は、幼少の頃から虚弱体質だったそうで、長じても胃腸病や神経衰弱に悩んでいた。そしてその克服に苦闘しているときに出会ったのが白隠の『夜船閑話』だった。白隠禅師も自分と同じように病に悩んだ末、「内観」によって救われた。それではということで祐慶もそれに挑んだ。

内観の実修法は具体的には記してないが、もともと、仏法の経典の研究に従事したことのある祐慶である。自らそれを修めようとした。輭蘇の観、数息観、十二種の息法、四則、和神導気といった記述に挑んだのである。なかでも輭蘇の観は、修めようと努めれば努めるほど身心が衰弱する。煩悩煩悶、絶望の渕から見出した光明は、精神から生理へと優先順位を転じたことによって生じた。まず息法を修得してから、条理を解く修錬をすることで目的は達成できたのだ。

これに加えて祐慶は、インドのブラマ教や仏典に説かれてあった息法や観念を想起し、古代中国の道家の息法へも研究の目を向け、日本古来の息法なども取り入れ、「息身調和法」に至るのである。

しかし、先述のとおり、息身調和法は、身心一如の修養方法の確立において定まったというべきである。道教では、理と気をいう。理は、法則性であり、気は、現象である。理と気は混じらず併存するとする説、理と気は一体であり、理は気の条理として気に内在するとする説など諸説があるが、理のあるところには気があり、気のあるところには理があるということに変わりはない。心と身もまた同然であろう。息身調和法は難病克服の民間療法として流布しはじめた。

因みに藤沢周平の伝記小説『長塚節』に、藤田霊齋の名が出て来る。大正三年の晩秋の話だ。福岡で結核の治療を受けていた節が、進行する病状に不安を抱き、藁をもつかみたい心境で、友人と話していて、その話題に「藤田霊齋というひとの民間療法のこと」が出たと記している。そして弟宛の手紙に「病気が医薬だけでなかなかなおり辛いようだから、帰国したら高輪の藤田霊齋をたずねるつもりだと書いた」とある。しかし、翌年、節は福岡で没し、霊齋とは会っていない。

とにかく息身調和法、あるいは調和道丹田呼吸法としてその頃にはかなり知られた存在となっていたということだ。

調和道丹田呼吸法は、難病克服の民間療法というよりは、人間に天が与えた徳「健康、剛勇、叡智、至誠」を完全に発揮できるようにする心身鍛練法だと霊斎は言う。

具体的には、「上虚下実《じょうきょかじつ》」の姿勢と、完全息と名づけられた息法を身につける訓練をする。それを土台にして調和への道が拓けるということだ。

上虚下実の姿勢は、上半身の力を抜き、丹田（臍の下）を充実させることで達成される（調身）。形は瓢腹《ひさごばら》。上腹が柔らかく凹んで、何本かの横筋ができている。臍から下が丸く豊かにふくらみ、弾力がある。瓢箪の形に似ているため瓢腹という。

完全息は呼吸法の理想。そこに入るために四つの息法があり、その準備を行なってから六つの段階で呼吸を行なう。これを続けることによって上虚下実も実現するという。

現在、帯津は調和道丹田呼吸法の発展系として「時空」と名づけた呼吸法を実践し、指導している。虚空と一体になる呼吸法だ。いのちを正しく養うというのがその目的だ。

呼吸は意識せずに行なっている。呼吸法は意識的に行なう。

帯津は貝原益軒の『養生訓』を引いて説いている。益軒の言葉はこうだ。

「呼吸は人の生気なり、呼吸なければ死す。人の腹中の気は天地の気と同じくして、内外相通ず。

人の天地の気の中にあるは、魚の水中にあるが如し。魚の腹中の水も外の水と出入して同じ。人の腹中にある気も天地と同じ」

吸う息、吐く息で虚空と交流すると言っているのだ。そしてその呼吸法についても益軒は述べている。

「腹中の気は臓腑にありて、ふるくけがる。天地の気は新しくして清し。時々鼻より外気を多く吸入すべし。吸入ところの気、腹中に多くたまりたるとき、口中よりしづかにはき出すべし。あらく早くはき出すべからず。是ふるくけがれたる気を吐き出して、新しき清き気を吸入る也。新とふるきをかゆる也。是を行ふ時、身を正しく仰ぎ、足をのべふし、目をふさぎ、手をにぎりしめ、両足の間、去事五寸、両ひぢと体との間も、相去事そのもの五寸なるべし。

一日一夜の間、一両度行ふべし。久しくしてしるしを見るべし。気を安和にして行ふべし」

帯津が意識的に行なえというのは虚空と一体になるためであると意識した呼吸である。いのちと虚空をつなげる方法論としての呼吸法である。それを帯津は、「時空」と名づけたのだ。

簡《かん》化《か》外《がい》丹《たん》功《こう》、宮廷二十一式呼吸法、調和道丹田呼吸法、知能効といった呼吸法から個々の動作を抽出し、新しく組み合わせたものだ。

まず心身をリラックスさせ、経絡をのびのびさせる〈予備功〉。これは簡化外丹功を用い、気の通りをよくする。

次に天の気を取り入れる気貫丹頂、地の気を取り入れる引気下行、取り入れた気を体内に行き渡らせる気通双臂という呼吸法で〈気となじむ〉。

そこからイメージをひろげる。悠久の時の流れを感じながら波の動きを脳裏に描く。これは調和道丹田呼吸法から取り入れた呼吸法を用いる〈波打際のリズム〉。

そして〈虚空との交流〉に入り、虚空と一体となる。知能功の捧気貫頂法《ぼうきかんちょうほう》で交流し、三心併站《さんしんへいたん》功《こう》で宇宙を手に抱き、全身が虚空と一体となるイメージに没入する。

最後に虚空から地上の現実に戻るため、〈収功〉に入る。簡化外丹功から選んだ方法を用いる。

具体的な方法については本書では触れない。

「我息す、ゆえに我あり」と、帯津はデカルトの「我思う、ゆえに我あり」にならって言う。

ともかく、生きるためなら、無意識的な呼吸でいい。よりよく生き、よりよく死ぬために意識的に行なうのが呼吸法であるというのが帯津の主張である。

第三章

帯津良一の姿勢

死生観の源

寺門克

帯津良一の父は八十九歳で亡くなった。

その二年前に母親が亡くなっている。

母親は帯津三敬病院に二ヶ月ほど入院していて、静かに息をひきとった。

婦長の山田に
「良さんはノーベル賞を貰えるかね」

などと、たずねたりしたという。息子に絶大の信頼を置いていたのだ。

山田は、「そうですね」と迎合したりはしなかった。

「ノーベル賞は無理かもしれませんけれど、川越の市民名誉賞くらいは、いただけますでしょうね」

と山田が答えると、たいへん喜んでいたという。そして老衰といわれるような静かな最期だったようだ。

母親と違い、父親は自宅で最期を迎えた。

いつものように独りで晩酌の用意をして、風呂に入る。夜九時頃、玩具商を継いだ次男（良一の弟）が帰宅すると、晩酌の用意が食卓に残っている。風呂場を見たら、そこで動かなくなっていた――。ということだった。

山田はいう。

「帯津先生の親御さんはお幸せだったと思います。お医者さんで、ご両親を看取られる方というのはそうありません。その点でも、帯津先生は、病院勤めを辞めて、ご自分で病院を始められてよかったといえるのではないでしょうか」

それはともかく、父親が亡くなった翌日の午後、帯津は母校である都立小石川高校のＰＴＡ講演会に講師として出席した。

そして何事もなかったかのように予定通り講演を終え、その後の懇親会に誘われると、初めて父の死を告げ、出席を丁寧に断って帰った。

謝礼など交通費程度しか出ないＰＴＡ行事である。〝仕事〟としての講演ではない。同期生（つまり筆者）に懇請されて引き受けたもの。たとえ当日であっても、父の死は、キャンセルに価する。しかし、帯津良一は、頼まれればめったに断らないし、約束したことは破らない。

「親父はね、死ぬことを恐れていなかったと思いますよ。私の書いた本は、みんな読んでくれていたようですから」

父の死も、他の患者の死も、帯津にとっては同じなのだ。というより、自分の患者の死も、自分の父親の死と同じように受け止めている。

筆者の同級生も二人、帯津三敬病院に入院したものの死んでしまった。一人はがんではなかったようだが、肝臓をやられていた。血液検査など医療にかかわる事業の会社に勤めていて、あちこちの病院に出入りしていた関係で、始めは、別の大きな病院に入院していたが、やがて帯津を頼って帯津三敬病院に入った。筆者自身の受診で帯津三敬病院を訪れた際、何回か病床を見舞ったが、毒舌の一言居士だったからスタッフと折合いが悪かったようだ。しかし、病状は快方に向かっている印象を受けた。その証拠に彼は外泊を許され、一夜自宅に戻った。そしてその晩、入浴中に心臓が止まってしまった。

このとき、帯津は少しだけ慌てていたようだった。朝、筆者に電話をかけて来て、

「あいつ、死んじゃったよ」

と言った。まだ死ぬはずじゃないのにという無念さがにじむ第一声だった。

「病院でか？」

「いや、昨日家に帰したんだ」

帰さなければ——といっても追いつく話ではない。おそらく厳禁されていたアルコールを摂取

したのだろうと思った。彼の毒舌は、繊細な感性と背中合わせだった。豪気のラガーマンだった。鉛筆の細い線で彼が書いた叙情画を筆者は持っている。体操姿の少女と、僧体の自己像だ。強面で、優しさをめったに見せなかった。強がっていた。

「まだ大丈夫だった」と、後にも帯津は言っている。

もう一人は、肝がんの末期。ボロボロの状態で帯津三敬病院を訪れた。帯津は一目見て、病室を手配し、入院させた。彼は帯津に「学校の連中には誰にも知らせないでくれ」と言った。約一ヶ月の間、帯津はそれを守った。

あるとき池袋で仕事がらみで雑誌の編集長との会食が夕方にあり、帯津と筆者は同席した。会がハネる間際に帯津が言い出した。

「寺門の組のYが入院してるんだけど、見舞いに来てやってくれるか」

話によれば、一ヶ月ほど前から入院しているが、誰にも話すなと言われていた。しかし、その日の午後、「今日、寺門と会う」と告げたところ、「よろしく言ってくれ」と。

「じゃ、入院していること言っていいのかな」

と念を押したら、頷いたという。

「というわけだから、クラスの他の親しかった友人にも伝えてくれないか」

「じゃ、とりあえず明日、オレが行く」

と約束した。

別れ際、八時半頃だったと思う。これからまた病院に戻るという帯津が、病院に電話で連絡を入れた。

と――。

彼は十分前に息を引き取ったという。間に合わなかった。帯津も、筆者も。

帯津の通った中学とは別の川越の中学を出て、高校で一緒になったが、若くして亡くなった友人の話もある。肝臓が悪かったとは承知していた。相当な酒呑みだったということだが、穏やかな性格で、破滅型には見えなかったのに、なぜだろうと帯津は思っていたようだ。しばらく会わなかったが、ある日突然何年振りかで奥さんから電話がかかってきた。

「いま、死にそうなんです。病院で……」

きっと誰に電話していいかわからなかったのだろうと、帯津は本人の中学の同窓生を呼び出して入院している病院に一緒に急行した。しかし、彼はすでに死亡して霊安室のようなところにいた。食道動脈瘤破裂。帯津は、脈を見たり、胸を触ったりした。一緒にいた同窓生は、帯津が、あきらめきれずに、蘇生術、心臓マッサージをしているように見えたといっていた。情の厚さが伝わったのだろう。

「食道の調子がおかしい」からと、「明日、帯津のとこへ行ってみる」といった友人がいる。筆者とは小中高が一緒で、最も気の置けない親友だ。彼は彫刻家で帯津三敬病院のロビーにその作品の一つがある。その彼と二人でボクシングの試合を見に後楽園にやって来て、ワンカップの冷酒を飲みながらの話であった。

翌日、帯津三敬病院を訪ねた彼は食道がんであることが判明、都立駒込病院で手術を受ける手配をしてもらった。帯津が最も信頼する執刀医の元へ送られた。あとでわかったが、その執刀医は世界的名声があった。

手術が終わって集中治療室で麻酔から醒めたとき、真っ先に目に入ったのはベッドの脇に立つ帯津の姿だった。

これは〝なぜ〟と帯津に問うこともあるまい。これが帯津良一なのだ。それから四年余りたった現在、わが親友はいっている。「帯津の前に座って、帯津のニコニコしている顔を見ると、どんな病気も治っちゃう気がするよ」

先にも触れたように帯津は先年、池袋のメトロポリタンホテルに帯津三敬塾クリニックを開設した。ＪＲ東日本の経営者の要請に応じて、「もう一ふんばりする」ことにしたのだ。

ここでは、本格的な治療は行なわない。診断をして最適の医療機関を斡旋するのだ。優秀な医療ネットワークの核になる。もちろん帯津三敬病院で週三回は外来の診察室にいるし、クリニックにも二日はつめる。講演や執筆、ＴＶ出演なども時間が許せば原則的に断らないから、息を抜くヒマもないように見える。

所属団体も多い。調和道協会会長、日本ホリスティック医学協会会長、日本ホメオパシー医学会理事長、八光流柔術全国師範会会長、サトルエネルギー学会会長。

しかし、忙しい人間ほどヒマをつくるのがうまい。精気を吸いに年に一回はモンゴルの高原に立つ。友人との交遊も欠かさない。

そうしたすべてが帯津を形成している。

患者とのかかわり方

帯津良一

太極拳の昇段審査を年に二回道場で行なうとき、楊名時先生が見えていました。そのとき、先生の体の検査をしていました。そのほか、飲みに行くときは、先生の腹にだけは触っていました。

そして、あるときちょっと異常に気がついたのです。

異常だからちょっと検査しましょうというとあの先生は「宜しいよ」というのです。つまり検査はしないでいいと。

「私は先生がおなかに触ってくれると、もう治っちゃうような気がする」

とおっしゃるんです。

これには困りました。そんなことで楊名時先生の場合、処置が少し遅れ目になってしまいました。

「生きるも死ぬも、あるがままに」

というのが楊名時先生の日頃のお言葉でしたから、なるべくそれに合わせて、亡くなるまで手当てをさせていただいたわけです。が、とにかく、私が触っただけでよくなるといった神がかったようなことを言われると、まずい面があります。

私自身、患者さんがいやだということはなるべくしないつもりなので、調べましょうといっても、イヤだといわれると、無理強いできない――これが私の弱点といえば弱点かもしれません。発見すべきときに発見できないということもありうるのです。

自分がイヤだといって、発見が遅れたときなどは、患者さんは文句は言いませんけれど、医者としては、もう少し早く見つけられたのになと思うときがあります。

――帯津三敬病院は、帯津流でいえば〝場のエネルギー〟の高い病院である。しかし、入院した患者がすべて生還するわけではない。むしろ末期のがん患者を多く抱えていれば、残念ながら逆のケースの方が日常的に生じる。

患者さんが亡くなられても、身内の方々が感謝して帰られることが多いので救われます。なお有難いことに、家族の方が病気になられたときにまたこの病院に来てくれます。

時にはクレームが出ることもあります。これはドクターの一言が原因である場合が多いのです。患者さんを、あるいは家族を傷つけるような言動があった場合、あとになって不愉快だといった手紙をいただくことがあるのです。

患者さんと医者というのも、人間対人間のつきあいですから、うまくいかないということもあると思うのです。しかし、何の気なしに洩らした一言といっても、私にいわせてもらえば、普段、「いのちの場」のエネルギーを高める努力をしている人なら不用意に洩らしたりすることは、ないはずです。だから、患者さんや家族の方を傷つける言動があったということは、やはり努力が足りないということになると思います。日頃から努力し、極力気を付けなくてはなりません。

たとえば、がんの症状の痛みを訴える患者さんがいます。痛みを取り除く方法はいろいろあるのですが、初めは麻薬は使わずに、普通の鎮静剤を処方するものです。しかし、患者さんがさらに痛みを訴えるときには、麻薬を使わざるをえないこともあります。そんなときには他の人の耳に入らないよう配慮して、「麻薬も毛嫌いするようなものではないですよ」と実績を告げたりして諄々と説き、納得してもらわなくてはならないでしょう。

患者さんの中には、うるさい人もいます。しかし、患者さんは常に、「不安」を抱えているのです。医者の口調などにも敏感です。もし口調に不愉快を感じたら、苦情を言いたくなります。うるさくてあたりまえと医者は思わなくてはなりません。そして医者はイライラすることがあっても「うるさいことをいう人だな」という気持ちを患者さんに示してはいけないでしょう。患者さんに不愉快な思いをさせる言動をしないということは、医者にとってできないことではないのです。

対等に向き合う

寺門克

『ドリトル先生航海記』（ヒュー・ロフティング著・井伏鱒二訳）にこんなくだりがある。

「あなたや、あなたのおとうさんは病気のとき、人間の言葉のわからない、そして、どうしたらよくなるかということも話せないお医者さんに、診察してもらいにゆきますか。病人と話のできないお医者……」

これは動物と話ができるドリトル先生のところばかり動物が来る理由をオウムのポリネシアが説明しているところだ。

しかし世の中には、人間同士でありながら、意思が通じない関係も生じる。医者と患者の間で、コミュニケーションができない状態では、医療は非常に困難だ。患者が意思表示ができない状態である場合はともかく、医者の側が積極的にコミュニケーションを図ることは必須だろう。

しかし、世の中には、病気の人間を、毀れた機械と見て、修理工のように振舞う医者もいる。するると、治療(修理)の対象は人間でなくなってしまう。病気を診ても人間を診ない。極端にいうと、病気は治せても、人間は治せなくなる。その結果、意思の疎通が失われる。

帯津がめざすのは、人間をまるごと対象とする医療だ。むしろそれは医療と呼ばないほうがいいのかもしれない。

ここで言いたいのは、帯津が、患者と、一対一、人間対人間として、対等のコミュニケーションを心掛けているということだ。そのひとつの現われが「戦略会議」だ。

『あきらめないガン治療』(ＰＨＰ研究所)に帯津は、こう書いている。

「患者さんにとって自分の病気は、唯一無二の関心事です。ところが医師にしてみれば、その患者さんは、自分が抱える多く患者さんの一人に過ぎないのです。ここで医療の類型化ということがはじまります。症状が似ている四人の患者さんには同じ診断が下されるかもしれません。だからといってこの四人に同じ治療法を施すことがいいとは限りません。百人の患者さんがいれば百通りの治療法があるのが当然です。しかし、現状では治療のマニュアル化が横行しているのです」

患者とどう向き合うか――。その姿勢こそが、帯津のめざすホリスティックの世界をうかがわせる。

信仰と医療

帯津良一

信仰が治療効果に影響を与えることは否定しません。

神様でもいいし、仏様でもいいです。信仰を持っていることによって、いい結果につながるということはあります。

ただし入院患者の方には、宗教儀式などは控えてもらうことがあります。

個室の場合は自由にやってもらっています。でも大部屋では他の人に迷惑をかけますからね。

たとえば、世界救世教の方で仲のいい人がいまして、その人の伝手でよくその信者の方が入院されるのですが、浄霊といって手かざしを仲間が来てやっています。これは音は発しないので大部屋でもカーテンを閉めれば隣の人には見えないし、いいだろうと思います。

それでその浄霊の儀式ですが、それを知らない人と同じ基本的な治療を受けたとして、浄霊を受けた人は少なくともそれでマイナスにはなっていません。同じか上といったところです。回診のときなどに、浄霊の方は見えてますかなどと尋ねると、え〻毎日来てくれていますと答える顔が、何とも嬉しそうなのです。

ということは心が目に見えない力に支えられているということなんですね。期待感というのは、それだけでもプラシーボ（偽薬）効果を高めるわけです。

信仰を持つのはいいことです。ただし、教団に中での人間関係とかで葛藤があると、マイナスになる面もあります。

私は「いのち」というものは、こういうものだと私の考え方を説いていて、その生命エネルギーを高めるためにいろいろな試みをするのだといっています。これは宗教ではないでしょう。

一年に一回、駿台予備校の医歯系のクラスで講義をしていますが、私の「いのち」に関する話をしたとき「先生のお考えは宗教とどこが違うのですか」と質問してきました。予備校の学生というのは素直で、鋭い質問をしてきます。どこにも所属しておらず、気を遣う必要がないからだと思います。医学部の学生になるとそうはいきません。

私がその質問にどう答えたかといいますと、宗教というのは宇宙の真理を、釈迦だとかキリストだとか、いわば一種の天才が、一般の人々にわかるように翻訳して教え示したもので、それに共鳴する人が集まって教団が生まれたと思うといったんです。そして私の場合は、天才じゃないから、翻訳できない。翻訳しない原書のまま。だから誰も集まって来ないと……。

医療と宗教ということでいえば、宗教は医療に役に立つことがあると思います。でも、お祈りをしている人は誰でも、素晴らしい治り方をするかというとそうでもありません。

宗教によっては、輸血はいけないというようなこともあります。その代表的なのは「エホバの証人」という団体ですが、私もたびたび経験しています。

信者の人は、初めから輸血はやらないと決めてかかります。そしてそれで亡くなることになったとしても、輸血をしなかった医師を責めることはありません。

こんなことがありました。若い既婚女性で胃がんでした。母親も兄も胃がんで失っているという可哀想な人でした。輸血をしないで何とかしのいできていたのですが、胃のがんから出血して、輸血しないと駄目だという所見をご主人に伝えたところ、やっと納得して、輸血の承諾をしてくれました。ところがその輸血の用意をしている最中に亡くなってしまいました。つまり輸血できなかったのです。するとご主人が何というかと思ったら「よかった」と。

「やってから死なれたのではかなわなかった。やらないで死んでくれて、よかった、よかった」

それくらい強固な信心なんです。びっくりしました。

胆管がんで肝臓を取る手術をしなければならない患者さんで、輸血をせざるをえない状況でしたが、輸血はいけないということで、手術はやめて漢方薬とサプリメントでしのぐことにした人がいます。七、八年前のことですが、いまも元気です。がんは消えてもいないのですが、データはどんどんよくなり、この二、三年のデータでは、ほんとにがんを持っているとは思えないほどいいですね。この人の場合は、漢方薬やサプリメントの力もさることながら、信仰で乗り切った感じがします。

信仰によって「不安」や「迷い」がなくなるということは、免疫機能も上がるし、いいことが多いのです。

宗教観

寺門克

宗教は、死後の世界に言及する。死後の世界の存在に、証拠はない。あると称する人の言葉だけである。だから信じる以外方法はない。そもそも信じるとは、証拠がないことを前提とする。証拠があれば、信じる必要はない。証拠によって納得すればいい。

もっとも「証拠がなければ、存在しないのだ」と言いきれない。経絡はその存在についての直接の証拠はないけれども、存在すると仮定することで、多くの現象が説明できる。

帯津は宇宙の真理を翻訳して説いたのがキリストや釈迦だという。おそらくその真理は、直訳すれば一般の人々には苦い言葉になってしまうことがあるので、受け入れやすいよう〝超訳〟し、神や仏を創造したのであるまいか。いったん神や仏の存在を受け入れさせれば、人々の不安を解消し、安心をもたらすことは容易だ。

「迷い」や「悩み」は心がいくつにも分かれている状態である。心をひとつにすることができれば、「迷い」や「悩み」は去る。神や仏は、それをもたらす根元的仮説である。

信仰を持つこと、信心をすることで「こころ」が安まることは確かである。かといって神や仏は、信じるものの「こころ」の中にしかいない。つまり、神や仏は、信仰のない者に客観的な存在として認知させることはできないということだ。

信じるほかに方法がないもの。それが神や仏というものだと思う。

宗教では、死は、肉体を滅ぼすが、魂（心、ソウル）は不滅であると説くものが多い。天国（極楽）と地獄を説き、輪廻転生を説く。死後の世界にも「個」「自我」が存在すると信じ込ませる。

帯津は、死生観を多数の著書で説いているが、それは宗教ではない。宇宙の法則、真理についての仮説を説いている。論理、理性の世界である。それで納得できればこれも一種の解脱だろう。解脱とは、宗教で使う言葉だが、ここでは単純に「束縛から離脱したり苦痛を克服したりして自由になること」という広辞苑にある意味で使っている。

いのちの場

帯津良一

「いのち」の循環において、死は、マラソンでいう折り返し点のようなものです。発生して百五十億年の旅をしてきた宇宙エネルギーが肉体の死という転換点から再び百五十億年かけて元に戻っていくわけです。

そして「こころ」は、そのエネルギーが、脳を通じて表現されたものです。死という転換点で、表現の媒体である脳はなくなりますから、当然「こころ」はなくなり、「いのち」だけになります。

シュタイナー医学では、霊という存在をいいます。(ルドルフ・シュタイナー＝一八六一年生まれ)

この霊はスピリットでイコール「いのち」なんです。霊はスピリット、「こころ」はソウル。ソウルは主観の世界、スピリットは客観の世界ということでしょう。

死は「いのち」の旅立ちです。自己の中にある自我は置いて行く。「いのち」の場のエネルギーが自己です。つまり、自我は死で消滅するのでしょう。

自我を〝自己実現〟という形で高める。場のエネルギーを自己のレベルまで高めていくのです。自我というのは、河合隼雄さんなどは、もともと目に見えるところにあると言っています。この自我は「いのち」の回帰の旅では置いていかなければならないのです。

本を書いたりすれば、そこに自我は残っていくということでもあるのです。他人の記憶の中にも残るでしょう。

宗教に偏らない

寺門克

前項の話を読めば、帯津が宗教家ではないことはわかる。決して帯津教の教祖ではない。

帯津は、毎朝、延命十句観音経を唱える。これを唱えると霊験を得るという経文だ。白隠禅師が著した『延命十句観音経霊験記』によれば、唯物主義だった白隠は、これで唯心主義（スピリチュアリズム）に転じた。長沢元夫という漢方医に帯津はそれを聞いたのだ。霊験記には、その霊験があらたかになった例が書いてあるわけだ。

そこで帯津は、朝、病院の自室に入ると、神棚の塩と水を取り替え、拍手を打ってから、中国の友人にお土産に貰った真鍮製の観音像に向かって経文を唱えるのだ。白隠の言葉を信じて——。

観世音《かんぜェおん》
南無仏《なアむウぶつ》
与仏有因《よオぶつうウいん》
与仏有縁《よオぶつうウえん》
仏法僧縁《ぶっぽうそうえん》
常楽我浄《じょうらくがアじょう》
朝念観世音《ちょうねんかんぜェおん》
暮念観世音《ぼオねんかんぜェおん》
念念従心起《ねんねんじゅうしんき》
念念不離心《ねんねんふウりィしん》

の十句である。

白隠によれば、臍下丹田に気を集め、さらに大声でこれを唱えると、丹田が爆発して三千世界と一体になるという。これを帯津は虚空と一体になるのが目的である呼吸法と同じであると考えたようだ。そしてこれを発展させて帯津式新呼吸法「時空」を生んだ。これを一言でいえば、この呼吸法はいつか虚空と一体となることを目的とする。つまり死を迎える人間の身としては、虚空と一体となるリハーサルだというのだ。

虚空と一体になる――これは科学的には示せない。科学的にわからなければやらない者はやらなくていい。でもやっていれば、死ぬ瞬間にやっていてよかったと思うと帯津は説いている。

かといって、先に述べたとおり、帯津は神棚の前でお経を唱えたりもしている。お土産物の観音像などに手を合わせている。信仰に偏してはいない。手を合わせて、心を澄まし、気を澄まし、息を調えているのだ。

柴又の帝釈天に詣るというのも同じ伝だ。

柴又といえば、筆者は、寅さんの団子屋「とらや」こと高木屋よりは、川魚料理の川甚が目に浮かび、鰻や鯰の蒲焼の香りを思い出して、大量の唾液が口中に湧く。帯津は川千家が贔屓らしい。鰻といえば川越にも名店がいくつかあり、帯津の好物でもあるようだ。鯰はどうなのだろう。筆者は好きだが。

門前町にうまいものを食わせる店ができるのは、信心と食とが深い関係があるのかもしれない――というのは牽強付会か。

いや食・息・動・考はみな「いのち」につながる。そして、いま帯津は食・息・動・考を通じて生き方、死に方を見つめる方法論も説く。

帯津の近著に『あるがままに生き死を見つめる7つの教え』(講談社)がある。その七つとは、運動にいそしむ勤運動、気功を練習する練気功、食事を節する節飲食、心をのびやかにする暢情志、正しい日常生活をする慎起居、環境に適応する適境、薬で補う補薬物だ。

その中の慎起居では「早起き」をし「何をするにも過激にならないようにする」ことだという。ギリシア神話の教える人間のあるべき生き方の枢要は節度(moderate)、仏教では中道(正道)、儒教では中庸、みんな〝ほどのよさ〟を説いている。

作家オルダス・ハックスリーが社会改革を説く小論文で主張していたnon attachmentというのもこれに近い。

それは、物事に関るときに中途半端でいいということではない。帯津のいうように極端を避けるということだ。併せて帯津は「身体を寛放せよ」(身体をがっと虚空に広げちゃえ)という仏教の言葉を添えて、広がりのあるダイナミックな生き方を示唆している。

筆者の場合は関心を持っても拘らない。すると生き方が楽になる。太平楽だ。

いのちと生命

寺門克

『帯津良一の現代養生訓』（春秋社）に、帯津の養生訓が示されている。その「はじめに」に「養生とは生命を正しく養うこと」と定義している。そしてそれはいまや「身体をいたわって病後の回復を促進すること」ではなく、あるいは「ライフスタイルに配慮して病気を未然に防ぐ」ということでもないとする。

もう一つ、養生に関する日本の書物として『養生訓』（貝原益軒）『夜船閑話』（白隠禅師）『言志四録』（佐藤一齋）を挙げる。そしてこの三人の著者が当時の平均寿命からするときわめて長命であったことで、書物の説得力の高さに言及し、帯津自身が、この著を出したのが〝弱冠六十五歳〟であることで「説得力には難があります」と謙遜している。つまり、先達として範を垂れるつもりはないというのだ。まさにこの謙虚さに帯津の人となりがある。いま先達として語るなら、日野原重明をおいて他はないということだろう。

ところで「生命を正しく養う」という言葉の奥をのぞいてみよう。

「生命――いのち」とは何なのか。それを理解しない限り、その「正しい」養い方はわからない。

そして「いのちの意味」は、「死と死後とをはっきり意識することによって成り立つ」という。

生命について「生命とは自ら秩序を作り出す能力である」（清水博）という定義があるが、ここでいう秩序とは何かという次の命題にぶつかる。

帯津は著書のほとんどで「生命場のポテンシャル・エネルギーが生命であり霊性であると考えています」と述べている。ここでいう霊性とは「いのち」のことであり「生命」と区別している。時空を超えて存在するものが「いのち」（spirit）であり、その一部が一個の人間の体内に宿ったのが生命（soul）だという。

時空を越えて広がる共通の場を虚空と呼ぶ。この虚空のエネルギーが「いのち」（spirit）である。人間の体内に宿った生命（soul）は、虚空の一部である場のエネルギーであり、それが存在する場を生命場と呼んでいるのだ。

そして人間の（生物の）生老病死のすべてが場の働きであり、その生老病死はすべて、大きな永遠のいのち（虚空のエネルギー）に含まれていると説くのだ。

帯津は外科医として多くの手術を手がけ、われわれ人間の体は、臓器と空間とから成っていることを知っている。そしてその空間にこそ生命に直結する物理量が存在し、一つの「場」を形成していると考えた。その物理量は、いわゆる〝気〟であろうとも考える。ともかくそれをとりあえず生命場と呼ぶことにしたのだ。そしてその生命場は一人ひとり閉ざされたものではなく、外界とつながり、時空にはてしなく広がる存在であると観た。

宇宙は百五十億年前に生まれたとされているが、生命場を含む「いのち」は、それ以前から存在していたと考える。そのときは、永遠の生命に満ち溢れた、最高のポテンシャルを持ったエネルギー場であり、それが宇宙を生み出し、地球を出現させ、生命を誕生させたとする。さらに生物をそして人類を進化させ、秩序ある形を生み出すごとに、その分だけ生命場を劣化させてきたというのだ。この劣化した生命場は、生・老・病・死の各ステージを充実させ、整えることで、秩序性の高い形を捨てながら、その分だけポテンシャルを高め、復元して、永遠の「いのち」の場に戻ると説く。

これによれば死は永遠への回帰である。避けることはできないが、忌み嫌うべきことではない。帯津がこのような、生命感、死生観を得たのは、帯津三敬病院をつくってからだ。医療は生還だけを目的とするものではないことが見えてきた。病院を作る時は、先にも述べたとおり、「笑顔で退院する人を見たい」と思っていた。

しかし、がんの臨床の現場では、数多くの死と付き合わざるをえない。患者の生・老・病・死に日常的に接するうちに、いい人生とは生・老・病・死の四つ揃って、初めていい人生であると思うようになる。いい生、いい老、いい病、いい死である。いい病とは病の中でもいい生を生きることであり、いい老を生きること。いい死とは、よりよく死を迎えること。それがいい人生ではないかと。

そして、よりよく死を迎えることができるように、死後に思いを馳せるようになったのだ。帯津が説く死生観は、患者に死をもよく生きてほしいということから生まれたのだ。かといって患者に「余命」を告げたりはしない。余命などと言っても当てになるものでもないし、それを言うことで患者の希望を奪ってはならないと考えている。余命宣告はいい死につながらない。

それはともかく帯津の死生観は愛読した夏目漱石の死生観とも一致する。

漱石は明治四十三（一九一〇）年、修善寺で吐血、人事不省に陥る。夫人の鏡子は「三十分ばかり死んでいらしったのです」と言っていたとか。そして漱石は『思ひ出す事など』にこう書いている。

〈妻の説明を聞いたとき、余は死とはそれほど果敢ないものかと思った。そうして余の頭の上にしかく卒然と閃いた生死二面の対照の、如何にも急激でかつ没交渉なのに深く感じた。〉

筆者も、横浜で乗用車にハネられたとき、傍目には宙で一回転して道路脇にアグラ状態で着地したように見えたらしかったが、意識は、ガツンというふくらはぎに感じた鈍い音を伴った感触と、着地したときまでの間が途切れている。もし、脳天から落ちてそのまま死んでいれば、そのまま虚空に消えている。虚無だ。胆のう剔出手術のため全身麻酔がかかったときも、その間は何もなかった。時間がゼロ、あるいは無限――。

大正三年。漱石は死について、『死は帰なり』という中国の先哲の言葉を信じている。死こそ大きな生活だ。死こそ真のリアリティだ」と弟子に語った。別の弟子にも「人々が云々する理想とか、哲学とかいうものは、死にくらべたら、吹けば飛ぶようなものだね。けれど死は絶対です。死ほど人間の摑み得るもののなかで確かなものはない」と言った。

そしてさらに別の日にはこう述べたそうだ。

「意識が総てではない。意識が滅亡しても、俺というものは存在する。俺の魂は永久の命を持っている。だから、死はただ意識の滅亡で、魂がいよいよ絶対境に入る目出度い状態である」

漱石も〝いい死〟を迎える心の準備をしていたのである。

帯津良一の養生

寺門克

医者の不養生。世間的なモノサシによれば帯津も例外ではない。

かつて、筆者が健康診断を受けたとき、肝機能の数値の中でγ・GTPが三桁だったことがあった。それを見て帯津は、

「酒呑みの平均値ですよ」

と言ってくれた。

肝疾患だからと、禁酒を命じたりしない。だから、

「酒を少し控えれば、数値は下る」

ということをすんなり受け入れることができた。そのとき、「帯津の数値はどれくらい」とたずねた。返事は、

「調べたことないんだ」

そんなことはあるまい。しかし、聞いたほうは大いに気が休まる。

帯津も呑んべェではないが酒呑みである。昔は、二日酔いもしたようで、そんなときは、太陽神経叢を指先で刺激して活性化していたらしい。いまでは酒量もウイスキーでいえばダブルで二杯程度としているようだ。ダラダラと飲まない。一、二時間で切り上げる。

筆者は胆石で入院し、胆のうを剔出してもらい、退院すると、一週間後に会う約束をした。軽く一杯、試し飲みをしようということだった。そのとき帯津はこうアドバイスしてくれた。

「これからは、高い酒を飲むといいよ」

そのココロはいうまでもない。懐具合を考えれば「たくさん飲めない」わけだ。大酒を飲むなといわれるより気分がいい。

その帯津が二度、通風の発作を起こしている。

鮫肝のステーキが好きで懲りずに注文する。そして激痛を味わっている。血圧も高目で降圧剤を服用しているが、自室にある血圧計は埃をかぶっているようだ。

医者の不養生——ということだ。帯津には養生論、養生法についてはかなりの著書があるが、自身はどんな養生、健康法を行なっているのだろう。

ストレスを生まない

帯津良一

健康法で意識しているのは、朝の気功と夜の酒です。どっちも養生法です。

気功はおそらく病院で働いている限り、毎朝続けていくと思います。なぜかと言うと、患者さんと一緒にやるからです。患者さんには私がいないとできない人もいれば、他に指導者がいても、私がいないと淋しいと言ってくれる人もいます。だから続けます。

酒もずっと続けます。この朝の気功と夜の酒は私の健康法の両輪であることに間違いありません。休肝日は不要です。飲まないことでストレスが生じれば、そのほうがよくありません。

弱点は食です。別にガリガリになるつもりはないけれど、体重がもう少し減った状態を維持しなくてはいけないとは思うのです。小肥りがいい。今は大肥りだから。小肥りまで戻したいですね。でも、うまいものが好きだから、うまくいかないんです。

朝と昼は、なるべく少な目に食べようという気持ちが働いて、ほんとに少ししか食べません。夜はそうはいきません。無制限六十分一本勝負みたいなものです。とにかく何もセーブしない。飲んで食べちゃうと決めているもので、体重は減りませんね。

しかし、血圧が上がったり、眩暈があったりということが過去に何回かあったので、よくないとは思っています。そして降圧剤はちゃんと服んでいます。

いい呑み仲間だった楊名時先生がおられなくなって、ポカンと穴が空いたような感じで、余計に飲み食いを制限しなくなりました。アッチに楊名時先生がいらっしゃると思うと、早目にソッチへ行ってもいいかなという気もするんです。そんなことをいうと、叱られますけどね。

でも、食だけはもう少し気をつけようと思います。

たとえば、今日、これから行こうとしているそば屋さんには、うまいつまみがあって、うまい酒が飲めるのです。飲み始めのときは、あとでそばでも食べるつもりでいるのですが、いざ飲んで元気が出てくると、最後にカツ丼をということになってしまいます。これは体に悪いなと思いながら、食べてしまうのです。

酒はバカ飲みはしなくなりましたが、人と会うと薦められるままに飲んでしまうものですね。病院で飲むとか、クリニックの帰りに職員と一緒というようなときは、誰も私に薦めませんから、自分のペースでいけます。

ビール一本と、ウイスキーでも焼酎でもダブルのロックを二杯と決めています。これがクラスメートに会ったりすると、倍くらいになっちゃいます。

酒は私にとっては養生法ですし、最近はちょっと飲んだなと思っても、二日酔いということはないから、若い頃の飲み方とは違っているのでしょうね。

若い頃、病院へ通うのに東上線に乗っていたのですが、鈍行に乗らないといけませんでした。二日酔いで吐き気におそわれると駅でトイレに駆け込まなくてはならないからです。急行だと、途中で降りられませんからね。

もうそんなに酒を浴びることはありませんが、毎日アルコールを摂取するというのは、私の欠かせない養生法です。

――筆者は単純に酒が好き。養生法と意識したことはない。たとえ養生法だと帯津の受け売りをしたところで、周囲の人たちには飲みたい一心の言い訳だときめつけられるだけだろう。気晴らし。いのちの洗濯。とでも言ったほうが通用する。で、帯津にも、気晴らし、いのちの洗濯はあるにちがいない。年に一度はモンゴルへ行っているし、かつては競馬の馬券を買ったりもしていた。

旅は気晴らしになります。でも無目的に旅をすることは一つもないし、観光もありません。全部、講演とか何か仕事をするために出かけるのですが、やはり、出るとホッとします。電車、新幹線の中、飛行機の中。乗り物の中はものすごく寛げるし、特に、講演などが済んでの帰り、新幹線の駅まで送ってもらって別れて、レストランに入って一杯飲む、これは何ともいい。

モンゴルは特別です。この件は別の本に詳述しましたが、帯津三敬病院へ最初に来てくれた中国の友人・李岩先生を介して内モンゴルへ行く機会が生まれました。李岩先生は内モンゴルのハイラルにある県立がんセンターの顧問をしていらっしゃいました。年に一回か二回モンゴルに行かれていましたが、あるときちょうど私が北京に行ったとき、李岩先生がモンゴルへ行く時期と重なりまして、誘われてご一緒しました。

北京にポツンと一人でいるよりはよかろうと、どこへご一緒するのかも知らぬまま、ついて行くことにしました。

モスクワ行きの国際列車に乗ってハイラルまで北京から三十五時間かかりました。列車は寝台車で居心地はいいのですが、四人一部屋で、あとの二人は知らない人。李岩先生は食料をいろいろボストンバッグに詰め込んで来ておられて、果物、菓子、缶詰などを次々取り出され、食べるように薦めます。私も調子に乗って食べたのですが、食べれば出したくなる道理で、トイレへ行きたくなりました。ところが列車のトイレは、普段、汚いと思っている街中のトイレ以上に汚くて閉口しました。

そんなことでヘトヘトになってハイラルに着くと、まだ暗いプラットホームが人であふれています。それがわれわれを迎えに来てくれた人だと知ってびっくりしました。日本から来る〝珍客〟に興味もあったのでしょう。

町のホテルではスイートルームに通され、ひと風呂浴びて、ひと寝入りしましたが、お湯が出たのはその時限りでした。あとは水だけ。

通訳がやって来て眠りを醒まされたのですが、彼が言うには、明後日、県立病院で、私が食道がんの手術をする予定になっているというのです。まさに寝耳に水です。

初めは強硬に断りました。外科医の良心として、手術をした翌々日には北京に帰らなくてはならないというような状況では引き受けられないからです。外科医の仕事は、手術より術後の管理です。手術当日は必ず病院に泊まり、合併症の恐れがあれば、何日も泊まり込みます。それができない状況で手術などすべきではないと考えていました。

しかし、この地域の外科医に見学するようにと触れを出し、招集してあるので予定は変更できないといわれ、溜息ばかりが出て、その晩はよく眠れませんでした。

翌日、共産党のその地方の書記の方が開いてくれた私を歓迎してくれる宴で、その書記の方が仲に入り、私が来なければ手術を担当するはずだった外科部長の烏雲達頼《ウインダライ》さんが手術をし、私がその助手を務めるという案を出してくれて、一件は落着しました。

烏雲達頼さんはその案が出る前は憮然としていました。もともと彼が手術を担当する予定だったところへ、帯津という面識もない日本人がやるというのでは、面白くなかったでしょう。

しかし、手術が終わって一杯飲んでから、烏雲達頼さんの態度が一変しました。次の日は一緒にジープに乗って草原に行きました。そこでいろいろ話をしたのですが、彼の朴訥な人柄と大変な秀才であることがわかりました。

「半年でも一年でも帯津三敬病院に行かせてくれ」とも言われました。これは少々時間がかかりましたが実現しました。

話はこれで終わりではありません。草原です。このとき草原に魅入られました。

それからのモンゴル行きは、草原に魅かれてのものになったと言ってもいいでしょう。いのちのエネルギーを充たしに行くと言ってもいいでしょう。草原のエネルギーが私の心身に満ちるのを感じるのです。気晴らし以上です。

天と地しかない草原です。そこに一人ポツンと立つと、まさに虚空と一体となっているように感じられます。いのちのエネルギーを高めるため年に一度は行きたいものです。気功をするときは、この何もない大草原を思い浮かべて、虚空をイメージしています。いきなり強烈なライトに照らされたようになる朝日はとくに印象的です。

この草原に遊ぶようなゆったりした気持ちは養生の要諦です。

第四章

代替療法

サルートジェネシス

帯津良一

病気を治すというのは、身体のことです。身体に生じた故障を治すということです。自転車のパンクやチェーンの外れや、ベアリングの欠損を直すというのと同じです。西洋医学はそれをやってきました。

ところが、人間には身体だけでなく、「こころ」と「いのち」があります。「こころ」と「いのち」はエネルギーなんです。このエネルギーの状態をある量に保つ必要があります。ここに身体を治す治さないといった身体に対する考え方と違った面があります。低下したエネルギーを高める。いまよりさらに高めるといったことですが、そのための手段というのは医療としては、治す治さないといった二極化の間にあるわけです。

サルートジェネシスということを唱えた人がいます。健康生成論と日本では訳されています。

西洋医学が身体の故障を見つけて治す、これを病因論といいます。パソジェネシス、病気の基を論ずるわけです。

これに対して、それだけではいけないのではないかというのが、アーロン・アントノフスキーが唱えている健康生成論なのです。要するに、機械の故障を直すようにやることもいい、それはそれでいいけれども、本来、人間というのは「いのち」が日々向上して常に現状に安住せず上を狙っているのが、生きてることじゃないかという考え方に立脚して、健康になる要因を探りあて、病気に対処していく。これがサルートジェネシスです。日々向上するということ、それは目的地に到着していないわけで、治ったという状態になかなかきませんが、現状よりはちょっと良くする、さらにまたちょっと良くするという考え方をします。

だから、これからのがん治療は、治ったか治らなかったかという二極の真中にサルートジェネシスがあるという考え方がいいのではないかと思います。

病気を抱えながら、日々向上しているという患者さんがたくさんいるという図式になります。そこを患者さんとかかわる多くの先生方なども認識しなければいけないと思います。

それを認識していないと、どうしても治るか治らないかという両極の話になってしまいます。すると、

「あなたはもう治療することはなくなりました。あとは緩和ケア病棟に行ってください」といって希望を奪うことになってしまいます。治る治らないの間に、いろいろやることがあるということが、医者の方にも患者さんの方にも認識されるようになるといいのです。

病気は急には消えません。転移はあるけどあまり拡大してはいない、だから本人はあまり苦痛を感じないという状況というのは、意外と多いのです。だからそこにも目を向けないといけないでしょう。

そして、その状態を維持するために、西洋医学的な手法ばかりでなく、代替療法も大いに活用したほうがいいというのが、私たちの考え方なのです。

治った、治らない――は二十世紀の呪縛でした。そこから解放されないと二十一世紀の医療は前に進めないでしょう。

がんの正体は何か。抽象的にいえば、体の中のエントロピーが増大して、逃げ場を失って固まりをつくったのではないかということは昔から言っています。

エントロピーが増大すれば、秩序が乱れます。増大したエントロピーを外へ排出する――吐く息とか汗とか大小便とかで出すことによって増大を防いでいるということを、シュレジンガーというノーベル賞をもらったオーストリアの物理学者が言っています。これはがいま定説になっています。

したがって増大したエントロピーを捨てるのがうまくいっている状況ではがんは生じないのでしょう。捨てることに齟齬をきたしたときに、それが固まりとなって現れるのではないかとそう思ってきています。

自然治癒力

帯津良一

西洋医学が目に見える状態を対象に科学的な裏付けで要素還元方式で取り組んできたことは、それはそれでいいのですが、ただ自然治癒力のようなものを実際には無視しているのは、納得できません。

自然治癒力については多くの先人が説いています。ヒポクラテス、ガレノス、パラケルススといった名は、西洋医学陣営で広く知られていますが、みんな言っています。片や、東洋医学分野の人は扶正培本＝生気を扶けて、本を培うといいます。これは自然治癒力のことを言っているのです。即ち――。

洋の東西を問わず、自然治癒力というのは大昔から存在を知られていたのです。ところが、解明はされていません。

そしてここに一つの大きな誤解があります。免疫と混同している人がいるのです。免疫と混同すると、話はこんがらかってしまいます。

自然治癒力は免疫よりももっと深いところにあります。生命そのものにピタッとついている力です。免疫は、西洋医学の力でかなり解明されてきましたから、もう一息です。免疫がすべて解明された暁には、自然治癒力の方へ駒を進めることができるようになると思います。

しかし、今のところは、その正体はほとんどわかっていません。にもかかわらず、自然治癒力などというものはないと言い切れる人もいません。

かなり前のラジオの番組でしたが、百人の西洋医学を学んだ医師に「あなたは自然治癒力を信じますか」という問いを発したら、何%の人が信じていると答えたかといっていました。さて、どれくらい信じている人がいるのかなと聴いていたら、何と百パーセントの人が信じていると答えたということでした。

みんな信じているのです。信じているのに医療の現場でそれを用いようとしないのです。

患者さんが、自然治癒力を高めるため、呼吸法をやるというと、「そんなもの」と水をさすのです。信じているなら、それを高める手段を自分でも追求したらいいと思うのですが、それはやらない。信じるということと、それを高めるためとされている手段を臨床に用いるということとの間にはギャップがあるのです。

私は、自然治癒力は、「いのちの場」に本来的に備わっている能力であり、場のエネルギーが低くなったときに、その能力が働いてエネルギーを復旧するというものだと思うのです。

ホリスティック医学協会で、自然治癒力をテーマにしたシンポジウムを大阪と東京で一ヶ月の間に二回やった時は両方とも超満員でした。

演者は私を含めてほとんど同じです。大阪でやったときは大阪大学系の人が一人、東京では新潟大学の人が入りましたが、あとの三人は同じメンバーでした。にもかかわらず、超満員というのは、自然治癒力に対して何らかの期待を抱いていることは間違いありません。

そのときに私が言ったのは、自然治癒力というのは場が備えている能力だから、別に人間の独占物でもないし、生物の独占物でもない。石ころにでもあるし、この部屋にだってあるはずだということです。

空間があって場があれば、そこに備わっている能力だ――と。自然治癒力は、むしろ身体の中に求めるよりは、外に求めたほうが探しやすいのではないでしょうか。身体の中の「いのち」の場というのは、常に外界とつながっていますから、外界があって外界のエネルギーが入って初めて身体の中にも「いのちの場」ができる。そうすると身体の中にばかりホルモンを探したり、神経の伝達を調べたり、免疫のリンパ球の動きを調べたり、といったことにだけ集中していたのでは、なかなか自然治癒力というものに近付かないのではないでしょうか。

ということは、環境に目を向けるということです。いい環境の中に身を置いている人はよく治るということは、それではないでしょうか。

自然治癒力というのは空間があるところにはどこにもあるということです。自己治癒力という言葉を使う人もいるのですが、それであると何か人間の独占物みたいで、どうもふさわしくない。やはり呼び方としては自然治癒力のほうがいいようです。

そこで自然治癒力を高めるにはどうしたらいいかということになります。当の自然治癒力の正体がわからないのですから、これと断言できる方法はないのですが、古来、養生法といわれて来たものは、おそらく結果的にそういうことになるのではないかと思います。

食事だとか、気功だとかというものは、外界からエネルギーを採り入れる方法であり、自然治癒力を高める方法としてコツコツとやってみていいものだと思います。

また病院なら、病院という一つの場があります。その場のパワーというか、エネルギーは、病院ごとにそれぞれ異なります。医師、看護師、職員など場を構成するスタッフの要素が異なれば、「いのちの場」としての働きが違います。

患者さんはそのパワーのある病院に身を置かないといけないわけですが、そこがなかなかむずかしいところです。

帯津三敬病院には、百人ほどのスタッフがいますが、一人ひとりの「いのちの場」のエネルギーが集まって病院としての「いのちの場」を形成するわけで、できるだけ「いのちの場」のエネルギーの高い人に集まってもらわないとならないのです。いまは高くなくてもいいから、少しでも高くしようと努力する人に来てもらわないといけません。

ウチの病院の場合、二十三年間やってきて、それまでの経営陣が一歩退いて、意欲のある若手にまかせようという段階に来ています。そうしないと病院としての発展は期せません。

その若い意欲のある人たちが、有難いことに、「帯津先生の考え方を拡めていきたい」と言ってくれています。私としては心強いのですが、これをどう進め、支えるかが問題です。

経営陣としては私のほかに事務長、事務総長がいて、院長も四、五年前から大学の同期生に来てもらっていて、それに理事会があります。この理事会は少しずつ出資している関係で、私の親戚の者が多いのです。こういうものを一度全部白紙にして、世代の下の人にまかせたほうがいいのではないかと考えました。そして看護科も含めて少しずつメンバー交代を始めています。

しかしながら、若手の人たちに、私の考え方を拡めるといわれると、私が抜けるわけにはいかなくなるんです。だから、医者の方での私の後継者がひとり立ちできるまで、残るということになるでしょう。ともかく、こうした若手の意識の高まりがあって、帯津三敬病院の「いのちの場」のエネルギーは高まってきていると感じています。

その一つの現われが緩和ケアへの取り組みです。（第五章参照）

代替療法、統合医学そしてホリスティック

帯津良一

代替療法というと、西洋医学以外のものを指しています。英語ではComplimentary and Alternative Medicine（CAM）といい、補完・代替医学と丁寧に訳している人もいます。しかし、今では、代替医学とか代替医療という表現が定着しています。

オルタナティブというのは、二者択一で選んだもののことですから、何と何のオルタナティブかといいますと、西洋医学とそれ以外の医学ということになります。

アメリカでは、この代替医療といわれる西洋医学以外の治療法を国として認めていく動きがあります。その中で、鍼はいちばん最初に認められたものです。

鍼は経絡の考え方に基づく治療法です。経絡は科学的な証明のないものです。その存在は理論的に説明されていません。しかし、臨床面での効果が認められたということです。たとえば二重盲検法で腰痛に鍼治療を施した結果が、圧倒的にいいといった事実を認めた結果です。経絡そのものは、誰も見ていませんし、存在を確かめていないのです。でも経絡といわれているところに

鍼を打つことで効果が上がること（経絡感伝現象）がわかった。だから、この療法を認めるということです。

代替療法の英文にコンプリメンタリーとついているのは、オルタナティブだけでは、西洋医学に取って代わるという意味になるから、そこに補完的という語を加えて、あくまでも西洋医学を側面から補うんだ、とイギリスの学会の人たちが言ったからなんです。私がオルタナティブという言葉だけを使うとすぐ窘められて、びっくりしました。

内容が同じものを、片やオルタナティブ、片やコンプリメンタリーと呼んでいる。でこの話題は英語圏が多いので、統一呼称をＣＡＭにしたんだと思います。意味の問題ではなく、使われている語を二つ合わせたわけです。

日本語にしたときの代替医療という言葉には最初抵抗がありました。少し、仕方なしにやる代わりのものといった軽い感じがしたんです。でも、今では、それでもいい、とにかく中身次第だと考えています。

呼び名の問題は、いろいろあります。

ホリスティックは、簡単に訳せないので、ホリスティックのまま使っています。そのうちに統合医学（Integrative Medicine）という言葉が出て来ました。これは西洋医学と代替療法を合わせたものをいいます。その先にホリスティックがあります。

代替療法にしろ、統合医学にしろ、すべてが医学の、医療の方法論を指しているんです。ところが、ホリスティックという場合は、病というステージだけの方法論にとどまりません。生老病死の全てを扱う。死後の世界までも扱う。概念的にはホリスティックのほうが断然広いし、ホリスティックは医学という中にとどまらないで、人間の生き方を問うような考え方になってきています。したがって医療現場では、ホリスティックはまだなかなかなじめないのです。そして、その分、代替療法がのしてきて、いま統合医学に移行しようとしています。

もう一人の証言

寺門克

大井玄は東大名誉教授、帯津や筆者とは高校の同期。東大医学部では帯津が外科であるのに対し、大井は内科だった。内科の医局を一年足らずで飛び出し、アメリカへ渡り、フィラデルフィアの大学病院で四年間内科を研修、デューク大学で血液学、がん学をさらに学んだ。帰国して、都立衛生研究所に五年勤務ののち再渡米、ハーバード大学の公衆衛生大学院で疫学と労働衛生を学んで、東大医学部衛生教室に移り、成人保健、国際保健にも手を染め、傍らで痴呆や寝たきり老人の検診や宅診に従事、高齢者医療や終末医療にも足を踏み込んだ。さらに国立環境研究所で環境研究を深めている。

つまり、社会医学、一般内科、在宅医療、心療内科、環境医学となどを専門とするバリバリの西洋医学の医者だが、近著『いのちをもてなす』（みすず書房）で、「薬の効果」について西洋医学の考え方に疑問を呈している。

慢性的に夜、蕁麻疹を起こす人がアレルギー専門医、皮膚科専門医、精神科医等に相談して、抗ヒスタミン剤、副腎皮質ホルモン、抗うつ剤等を数年間服用したが効果がなかった。窮余の策として漢方医に診てもらい、太陰脾経（あるいは肺経）と小陰腎経との気の不均衡という見立てで、これを是正する食餌療法、短期薬湯の服用と鍼灸を行なった。これで蕁麻疹は起こらなくなり、薬の服用量も減り、気分も漲るようになった。

この例について、漢方は効いたといえるかどうか。大井は書いている。

「西洋医学の立場からいいますと、それでも漢方は効き目のある医療だとは認めないのです。それは何か。その一つは『効く』という言葉がアイマイだというのです」

西洋医学で「効く」というときは、三つの意味が必要であるという。

第一は「効果があること（efficacy）」、無作為で二重盲検法で効果を調べ、プラセボ（プラシーボ＝偽薬）と比べて確かに効いていることの実証だ。

第二に、「薬が効いていること（effectiveness）」、名医でなくてもその薬を投与すれば効果があること。

第三は、「効率がよいこと（efficiency）」、効き目の現れる早さや、使用量の少なさ。

それらを挙げて大井は言う。

「おわかりでしょう。漢方医、鍼灸医に行って『あ、効いた!!』とあなたが思われても、現代西洋医学はなかなかその『利き目』を信用しないということが」

現代西洋医学の限界は「証拠に基づいて、コトバで定義できる『病気』に対し、科学の粋を集めた手段を用い『病気』を治療してくれます」という説明で明らかにされている。

証拠はない。言葉では定義できない。それらは無視する。正体不明の病については、管轄外であり、対応しえないということだ。大井はいう。

「人間関係のギスギスしたこの世で生きていくうちに生ずる、へばりついて離れないような、実存の重さを軽くすることには無関心のように見えました。病名のつかない病気というのも、意外に多いってことをご存知でしょうか」

その結果、鍼灸、ホメオパシー、アロマテラピーなどの代替医療が注目され、西洋医学とともに統合医学として再編されようとしている。帯津良一と帯津三敬病院は、その先頭集団で走っている。

鍼灸や漢方は、いまだ西洋医学のいう証拠(evidence)は示せないが、治療の実績は、長年にわたって残している。

たとえば漢方や鍼灸が身体に及ぼす現象を説明するために中国では経絡という概念を使っている。この経絡は、西洋医学的論理では存在を説明できない。

しかし、その経絡を刺激することで、生じる現象(経絡感伝現象)の存在は確認されている。臨床的には認められる。経絡自体は、目に見えない。だがそれが存在すると仮定すると、現象の説明がつくというものだ。これは先にも触れたとおりだ。

大井も書いている。

「鍼灸では『刺激』とも呼べないような微かな『シグナル(信号)』を送るだけで劇的な治療効果を示すことがあります。たとえば、皮膚の一点に鍼をそっと置くだけで、痛みが消えてしまうというような……。それを説明するために私たちの身体には、神経では感知できない極微小なシグナルを感知し、生理作用を起こすようなシステム(信号系)があるのだ、という説明を考えた人がいました」

漢方にしても、大井は、東大病院の東洋医学外来の岡部哲郎が挙げている劇的な成果についてふれている。

岡部は、かなり昔に友人の内科医の紹介で数回会い、いろいろ話したことがある。その折、がん治療の最前線で、患者の血液の総入替えといったことまで行なうことになるかもしれないなどと言っていた。いうまでもなく、西洋医学の学徒であった。帯津も西洋医学を修めてから、代替医療に目を向けたわけで、岡部が東洋医学外来を担当していても不思議ではない。しかし、東洋医学外来という科があるということ自体、東大医学部の後進性が感じられる。つまり、統合（総合）医学への再編、いまだしである。

大学の研究室の壁は、太平洋より厚いという譬えはよく使われる。セクショナリズムである。隣の研究室よりも、アメリカの研究室との方が親しい情報交換が行なわれているということの戯画化である。

その昔、東大病院のある医師は「大学病院は、患者を治すところではありません。病気を管理するところです」と皮肉ってみせたが、さらにこんな話で、体制の欠陥を披露した。

目が腫れて痛むので東大病院に行った。眼科の受付で指示された診察室では、医師にこの症状は私の専門ではないので、隣へ行くようにと言われた。隣も専門外だといわれ、次々と八つある専門のすべてで診てもらったがどこの専門にも該当しなかった。もちろん痛みも腫れも退かない。仕方なく、家の最寄の眼科医院を訪れたところ「よくある目の病気です。これで治ります」と抗生物質を処方され、あっという間に治った。

高度に専門化し、分化した医療体制を敷く医療機関には、自分の病気の正体がわからない患者は行けない。どの科で診察を受けたらいいかわからないからだ。まして、世の中には正体のいまだ不明の病気がたくさんあるという。症状だけ訴えるだけでは適切に導いてくれないとなれば患者は迷うばかりだ。まさに西洋医学の構築した迷路だ。

千葉労災病院院長の深尾立が言っていた。

「最近は、まるでよろず相談係みたいなものです。話をきいて、それなら、どこそこの誰に診てもらったらいいといった交通整理をやっています」

その院長のところには情報が集まっているからそれができるということである。一般には専門が分化し、情報が散らばっている。患者にはそれはわからない。どうしたらいいかわからない患者はすべて院長が相談に乗ってくれるといったシステムはあまりない。

もっとも企業では、会社への苦情は、イの一番に社長が聞いて、適切な部署に対応させるというところもないわけではない。

いちばん情報を握っている者が、第一線で最初に患者に対応するという仕組みは、つくれないわけではない。

帯津三敬病院、帯津三敬塾クリニックでは、病院設立以来、帯津の片腕となって総看護師長を務めて来た山田幸子が定年退職後のいまその役を担っている。

ホメオパシー

帯津良一

――帯津三敬病院がめざす発展系の一つは、先にも触れたホメオパシーの採用である。がん治療に戦略的アプローチを心掛けてスタートして、さまざまな代替医療を試み、ホリスティックな医学をめざしている帯津が、このホメオパシーをもそこに用いようというのは当然の流れといえる。

サミュエル・ハーネマンが十八世紀から十九世紀にかけて、ホメオパシー療法をハーネマン自身の体験を通して体系化しました。そののちに、過去のヒポクラテスやパラケルススなども同じ原理を唱えていたことを掘り出したという天才的なところのある人です。

このホメオパシーは、代替療法であるには違いありません。それは西洋医学ではないという意味においてです。ところがよく検討してみると、ナラティブ（患者の語り）で患者の全体像を摑もうとしているわけで、ホリスティックな医学でもあると思います。

もう一つ、ホリスティック医学とは場の医学です。徹底的に薄めた薬（レメディー＝ホメオパシーで処方する薬）を使うというのは、エネルギー場の考え方に合致するのです。たとえば、玉葱をアルコール漬にして濾した液を母液として、これを希釈する――徹底的に薄めて、成分の一分子も入っていないような液にします。

これがレメディですが、「タダの水」のように思われるものが何故効くのかということになり、西洋医学の人たちはその点を追及します。これに対するホメオパシー側の答えは、物質性を全部排除して玉葱の持っているエネルギーだけを患者の持っているエネルギー場に働きかけさせるというものです。

このように場の医学という面でもホメオパシーは注目されていいと思いますし、代替療法のなかでは一歩先んじていると感じています。現有の医学、世界中にあるいろいろな医学の中で、いまのところいちばんホリスティックなのがホメオパシーではないかなと、ある日突然気付いたのです。

気付いてみると、ホリスティック医学を目指す私としてはホメオパシーを避けて通るのはまずいのではないか、一回そこを通ってみなくてはいけないのではないかと思い、勉強を始めました。それが七年ほど前です。

そして一年後に、早々と日本ホメオパシー医学会を立ち上げました。

その出会い

寺門克

帯津が、ホメオパシーに出会ったのは、「気の医学会」の勉強会でだった。一九九八(平成十)年、夏の合宿ということで東京・池袋のホテルに泊まり込んでの勉強会だ。

約七十名の会員からなる「気の医学会」で帯津は古手の会員の一人として企画委員会委員長を務めていた。講師の人選を一任された帯津が選んだのが医者ではないがホメオパシーをイギリスで学んで来た人だった。

帯津は、それまでホメオパシーについて数ある代替療法の一つであるというほどの認識しか持っていなかった。

ホメオパシーの薬は、母液の百倍希釈を三十回繰り返すという「タダの水」みたいなものだという。いったい「タダの水」がなぜ効くのか、という西洋医学陣営の批判ももっともだ――と考えていた。そう大きな興味は持たず、しかし、イギリスが本場であり、そこで学んだということが、どんなことか聞いてみようということだった。

そして、司会役の帯津は、居眠りをしながら聴いていたという。

ところが講師が、西洋医学陣営の批判に対する反論として、説得力はないと断りながら、「ホメオパシーで使う薬――レメディと呼ぶものは、物質性を徹底的に排除して『薬の霊魂』だけを残したもの、その薬の霊魂が効いているのではないか」と言っている――それが耳に入った。

その「霊魂」という言葉で、帯津は目を覚ました。帯津の霊魂が反応し、活性化したのかもしれない。

帯津はかねてから霊魂とは場のエネルギーだと考えていたからだ。薬の霊魂――すなわち薬の持つ場のエネルギーの働き、これに注目したのがホメオパシーかと一挙に合点したのだ。

薬もエネルギー場を持っている。そのエネルギーは、いくら希釈しても消えない。希釈して物質性を排除した分、純粋な形のエネルギーとなって、人間のいのちの場に直接働きかけるのではないか――。

「場の医学」を極めるためにはホメオパシーを学ばなければ――。帯津は、この講師に接触して勉強法をたずねた。

イギリスのホメオパシー研修制度で学べば三年コースで基礎段階のお墨付きがもらえるとのことだった。しかし、帯津は医者である。患者に害を与えることがなければ、何をやっても制限されることはない。お墨付きは要らないのだ。

そして、帯津にはイギリスに行く暇がない。そこでその講師に基礎的なレクチャーをしてくれるように頼んだ。何人かまとめて勉強会をつくり、講師として基礎を教わることにした。自分で勉強会を開きながら、帯津は多忙のため出席率は悪かった。

その代わり、ホメオパシーのバイブルといえる『マテリア・メディカ』や『レパートリー』を入手して自学自習した。

そして二〇〇〇（平成十二）年一月には「日本ホメオパシー医学会」をつくった。指導団体としてはイギリスのホメオパシー医師団（ファカルティ・オブ・ホメオパシー／会長＝ボブ・レックリッジ博士）を仰いだ。その縁でイギリスのグラスゴーで、一週間ずつ五、六回の集中講義を受けることとなった。

その間、帯津三敬病院の現場では、ホメオパシーが少しずつ知られるようになった。

一人の患者がホメオパシーを試してほしいと言って来た。まだイギリスで勉強する前であるから、帯津はためらった。「来年の春、本場で勉強してきてから」というと、「それでは間に合わない、来年の春まで生きていられるかどうかわかりません。効かなくても、たとえ副作用があってもかまいませんから……」

帯津はそこで折れて、ホメオパシーを初めて臨床に用いた。ホメオパシーの薬は、再現性はない。効く人には劇的に効く。とはいえ、ある人に効いても、別の人には効かないということがある。ただし害はない。

ホメオパシー診察をして思い切ってレメディを処方した。無料である。勉強中の療法で料金は取れないと考えたからだが、スタートがそれだったので、入院中の患者については、現在もホメオパシー治療は無料だ。薬は、日本では製造されていないのでイギリスに注文する。代金は帯津の個人口座から引き落とされている。帯津は、ホメオパシーを二十一世紀の医療を担う柱の一つと見ており、それに寄与するため、現在の多少の出血は我慢する覚悟のようだ。

帯津三敬病院開設以来看護師長を務めてきた山田幸子は、現在は患者のよろず相談役となっているが、二〇〇〇年当時、まだ現役であった。ある日、食中毒で苦しんだ。内科で点滴などを受けたが腹痛が治らない、と帯津に訴えた。状況を把握した帯津が、ホメオパシーの薬を飲めば五分で治るといったとき、彼女は「私を実験台にするんですか」と目を怒らせた。

しかし、一粒飲ませると、果たして五分でケロリ。

そして帯津自身も自分を実験台にしている。

帯津は慢性疾患を抱えていた。メニエール症候群といい、耳鳴り、雑聴、めまいなどが発作的に起こる。あるとき、発作が起きたときビールを飲んだら治った。ものを食べても治るようだとわかった時点で、これはホメオパシーで治せるのではないかと思ったという。

ヒントは、ビールを飲むと治る、ものを食べると治るということだ。自ら質問表に答えながら、

『マテリア・メディカ』『レパートリー』を頼りに、探っていくと、「リン」という処方に到着した。レメディ名はホスホラス。燐のことだ。

これもキーワードにしてさらに探ると「雷に関して関心がある」という項目に至った。これは思い当たる。帯津は、雷や稲光り、稲妻が大好きだった。ピカッと来ると、窓際によって外を眺めるほどだ。

次に行き当たったのは「人に優しい」、続いて、「他人には優しいが、家族には冷たい」とある。他人——患者や友人たち、原稿や講演の依頼者には、ほとんどノウと言わない。だから多忙である。ということは、家族と一緒にいる時間が極めて少ない。家族に冷たい——となる。帯津は迷わずホスホラスを服用し始めた。

取り組み

帯津良一

病気の診断には、私は西洋医学の検査を用います。イギリスでは西洋医学を修めていなくても、ホメオパス――ホメオパシー医としての資格が得られます。フランスやドイツでは、西洋医学を修めた人がホメオパシーをやっています。西洋医学としての診断、検査の方法を持っていないイギリスのホメオパスは、全部聞き取りで診断します。そのほうが、本当の意味でのホメオパシーにはいいのだと主張する人がいます。その人たちは、西洋医学の知識や手段は、ホメオパシーにかえって邪魔であるといいます。

でも私はそうではないということがだんだんわかってきました。西洋医学での知見で、素速く正体を摑まえて、それからホメオパシーを用いるようにしたほうが能率がいいのです。大間違いをしないで済むということもあります。この人は胆石なのだとか、尿結石なのだということは、西洋医学の検査法のほうが、はっきりわかります。あるいは花粉症だとかということも、どんな花粉に反応するかもパッとわかります。それからホメオパシーに移行します。

患者さんは何の病気かわからないけれども、いろいろ症状を訴えます。そうしたときホメオパシーでは、『レパートリー』という本を参照しながら、絞り込みを行ないます。症状の索引の本です。これはホメオパシーのすごいところです。二百年に及ぶ知識の集積で、たいへんよくできています。たとえば、異常に唾液が出て、むせるという訴えがあるとします。『レパートリー』で唾液という項目を引く。そしてプロフィールとして「多い」というところを見ます。そこにレメディがいくつか出てくる。その中で患者さんの体質、血圧の高低、酒が好きとかいう条件を加えて絞り込むのです。

断っておかなければならないことは、ホメオパシーは、特殊な診療ではないということです。ホリスティックな医療を目指す私たちにとって、ホメオパシーは他のさまざまな医療の手段と同様に一つの選択肢として行なっているということです。

一つの病気に対して、ホメオパシーだけで解決しようとすると、ホメオパシーしかやっていないというヨーロッパにたくさんいる人たちと一緒になってしまいます。私はやはり統合医学ということで、ホメオパシーはその一端を担うものであると考えております。ホメオパシーをやりながら、他の治療法も常に傍らに置いておいて、考慮、判断に加えています。病気に立ち向かう戦略があり、その成果を上げるための戦術の一つとしてホメオパシーがある、漢方薬がある、気功がある——という考え方です。

患者さん一人ひとりに対し、それぞれどういう戦略を組み立てるか、それに基づいてどういう戦術を使うかということになります。

将来は、医療にとって、ホメオパシーというジャンルが消えていかなければいけないと思っています。漢方というジャンルも、気功というジャンルも、みんな融合して統合医学の中に入っていかなければいけないと思います。

いまホメオパシーが脚光を浴びているのは確かですが、これに耽溺してはなりません。現実に、ホメオパシーでどうしても治らないときに、漢方にしたら急によくなったりという例もあります。痛みなどでも、ホメオパシーでやりたいという患者さんがいます。肝臓の痛みならケリドニウムとか、口の中の痛みはアルセニクムであるとか、いろいろありますが、これをやってももう一つという場合はどうするか――です。これから結婚式に出席するので症状を柔らげたいというような人には、西洋医学の痛み止めがいちばん効きます。もちろんこれはあくまで対症療法だから、その場しのぎであることは言うまでもありません。その場をしのいでから、その後でゆっくり原因を取り除く療法に戻るということにしなくてはなりません。このように療法を使い分ける必要があります。

私自身の経験でいうと痛風があります。ひどい咳で自分の病院に入院していました。そのとき、足の親指の付根が痛み出し、これは痛風だというので、痛み止めを飲んで納めました。

二回目は、大洗に鮟鱇鍋を食べに行って、鮟肝のステーキを食べたときでした。食べたのは日曜日で、月曜一日は何でもありませんでしたが、火曜日の朝に痛くなったのです。見ると赤くテカテカしています。このときはホメオパシーを始めていましたから、それでやってみることにしました。

「赤くテカテカしている」「急な痛み」というルーブリック（キーワード）で「ベラドンナ」というレメディが出て、これを使いました。しかし、ホメオパシーを何日かやっている間も、痛みはあるので西洋の痛み止めも使いました。そうしたら、日数が違いました。前回は治るまで一週間かかりましたが、この時は四日ほどで済みました。だから、ホメオパシーの痛み止めの併用は効果があったのではないかと思っています。

ベラドンナは毒です。しかし、その毒を用いるわけではありません。ホメオパシーのレメディは、希釈して希釈して、毒の性分は含まれないほどになっていて、残っているのはベラドンナのエネルギーだけになっているという考え方に基づいているわけですが、その裏付けはまったくできていません。

だから西洋医学をやっている人が、「タダの水」みたいなものが、どうして効くんだ、プラシーボ（偽薬・プラセボ）効果に過ぎないんじゃないかというのも確かに言い分としてはわかります。でも臨床の調査結果はたくさんあるのです。二重盲検法（実験中に被験者も実験者にもその仕掛けがわからない方法）でも有為な差が出ています。二つのグループを片やホメオパシー、片やプラシーボでやると、明らかにホメオパシーの効果がわかる。この結果に基づいて、ホメオパシーがいい治療方法であることは、欧米のドクターの多くは知っています。だから、イギリスのブリストルにあるキャンサー・ヘルプ・センターでは、いろんなスタッフ、つまりドクター、ヒーラー、食餌療法師などがいて、がん患者にたいていい家族と一緒に一週間くらい寝泊まりさせて、これから続けたほうがいいライフスタイルを身につけさせているのですが、そこにもちゃんとホメオパスがいて、ホメオパシー的な診断もして指導しています。

しかし、まだ日本ではホメオパシーというと、何かいい加減なことをやっているように思っている医師もかなりいるようです。

鍼にしても、漢方薬にしても、西洋医学的な証拠を重視する立場からすれば、なぜ効くかということは明らかではありません。しかし、臨床的な効果は実証されています。

診断

寺門克

ホメオパシー診断は、ホメオパシー医（ホメオパシー診断をする医者の呼称）が、患者のナラティブ（物語）を聴きながら行なう。すなわち問診である。しかし、これまでの問診とは違う。ホメオパシー医は、患者を誘導して意図的にコントロールしようとしてはならない。ホメオパシー医の先入観が診断を狂わすおそれがあるからだ。

帯津三敬病院と帯津三敬塾クリニックでは、ホメオパシー診断に入る前に、あらかじめ百項目ほどの質問表（問診票）に記入してもらう。診断時間の節約のためだ。これはホメオパシーが専門の板村論子医師（皮膚科）が作成した。

名前、記入日、生年月日、年齢、性別、身長、体重、職業、家族といった基本項目の次に、「現在、悩んでいるからだの症状や精神的な問題で、治療をしたいと考えていること」を書いてもらう。続いて「現在受けている治療」「内服している薬」——。

このあたりは、普通の診療でも必須の項目だろう。ホメオパシーらしさは、このあとの五十八項目の日常的な心身の状況に対する質問である。

たとえば、ふだんの体温について、三十六度より高いか低いか、平熱、血圧といったことのほかに、冷え症か、暑がりか、ほてる感じがしているか、手足の冷えは、手の指が特に冷たいか、足先が特に冷たいかと問う。回答には◎○△の等級をつけて記入するようになっている。

一日のうちで最も調子のよくない時間帯についての項目にも、朝起きてすぐ、朝、正午、昼間、夕方、夜、真夜中、明け方といったキメ細かい問いかけがある。

自覚している症状について、悪化や好転の季節も訊ねる。暑いとどうか、寒いとどうか、湿気が多いとどうか、海辺ではどうか、外気や新鮮な空気を望むか、滞った空気は嫌いかなど、一項目内でも問いが多い。

寝付きの良し悪し、夢、性生活といったところから、身体のあちこちの状況を細かに問う項目が圧倒的に多いが、さらに、心理的な側面にも質問は及ぶ。

恐怖感の有無、高所、狭所、雷、嵐、音、暗闇、幽霊、水、光、先端（刃物、先の尖ったもの、注射針、針）、暴力、動物（蛇、犬、猫、鳥、虫その他）、人（対人）、残酷さ、ホラー
何に影響されやすいか、好きな音楽は――。

きれい好きか、時間をよく守るか、約束は守るか、外見（服装）が気になるか、物覚えはいいほうか、決断力、行動力、楽天的か悲観的か、人を信じやすいか、疑いっぽいか、すぐ腹が立つか、イライラしているか、イライラするのは、どんなときか（空腹時、生理前）、落ちつき、人付き合い、他人の目を気にするか、涙もろさ、電話癖、恥ずかしがり、家族との仲……等々、患者本人がマル裸になるのではないかと思われるほどである。

終わりに病歴を本人と家族について問う。家族は母、父、姉妹、兄弟、母方祖父母、父方祖父母までたどる。

ホメオパシー医は、こうした問診票にあらかじめ目を通し、これを手元に置いて、患者のナラティブに耳を傾けるのだ。

治療

帯津良一

がんの人が受診に来たとしましょうか。食道がん、四十八歳の女性。

一般に食道がんは、もう少し高い年齢の男性に多いがんです。女性でありながら若くして食道がんになったというのには、何か特別な理由がある筈です。そこで、

「あなた自身、食道がんになったことについて、思い当たる原因が何かありますか」

と、ききます。

「若い頃からお酒が好きで、ウイスキーなんかはストレートで飲んでたんで、そのせいではないかと思うんです。とくに、夫が三年前に亡くなって、悲しみと絶望感でストレスがたまっちゃって、飲む量が急にふえたんです」

そこで、その悲しみは、三年経ってどの程度になってますかというようなことを聞きます。

「いつまでも悲しんでいては、いけないと思っていますが、やはりときおり思い出すと悲しくて」

などという返事があります。

「その悲しみを癒やすのに力になってくれる人はいますか、娘さんとか、息子さんとか、ご友人とか」

「はい」

「そういう助けを、ありがたいと思われましたか、それとも、わずらわしいと感じられましたか」

「時には、余計なことを言われるのがいやでした」

こういうやりとりの中で、心理的な傾向が見えてくるわけで、

「あなたはどちらかというと、くよくよするほうですか、怒りが生じたときや悲しいことがあったとき、それを気持ちの中に押し込めちゃうタイプですか、それとも大声で怒りをぶつけたり、大泣きして慰めを求めるほうですか」

という問い方をして、性格を見極めていきます。心配性であるとか、それは家族についてか、じぶんについてか、物事がうまく運んでいないと気が済まないで不愉快になるほうか否か、気難しい面があるか、うまく事が運ばない原因を他の人に転嫁するか否か、ということなどを確かめていきます。

そうしているうちに心のパターンが見えてきます。

次の段階では、ゼネラルといって全体のことを聞きます。これは問診票の最初のほうの項目にあることで、暑がりか寒がりか、汗はたくさんかくか、喉は乾くか、好きな食べ物は、たとえば

甘い物は、酸っぱいものは、辛いものはどうですかといったことを、問診票を参考にし、それを補う形でいろいろ探ります。なかには「暑がりで、手足が冷たい」と書いている人もいます。では、どっちが本態なのか、よく聞いてみないとわかりません。好きな食べ物でも、「タマネギがばかに好きです」とか「トマトは見るのも厭だ」とか、そういう特殊なことも「特に強調しておきたいことはありますか」ということで、聞き出していきます。汗にしても、顔にだけかくという人もいます。顔にはかかず、手足にだけかくという人もいます。手足にかいた汗が生臭い臭いがするとか、汗をかいた手の平や足の裏がヒリヒリするという人もいます。

そういう全体のことを聞いていきます。旅が好きと書いている人には、どんな旅なのか、どこへ行ったか、どこが気に入ったか、気に入ったところへは、二度も三度も行くかとか、話はどんどん広がります。

なるべく話を誘導しない。相手の話を遮らない。そうすると、話はあちこちに飛びますが、それでいいのです。そういう脱線は質問表の欄外に記入しておきます。

セックスの項もあるのですが、こればかりはあまり根掘り葉掘りきくわけにはいきませんが、患者さんが、話すことは、きちんと聞きます。

心理療法（カウンセリング）との違いは、心理面では大まかに全容を摑もうとするわけで、カウンセラーのようには深いところへは入りません。目的はキーワードを引き出すためだからです。

そのキーワードを使って『レパートリー』で処方を探ります。

私の近所の女性で、わたしより五歳ほど年上ですが元気がよく、太極拳などにも通って来ていた人ですが、脳腫瘍の手術をしたあと、手足が多少不自由になっても太極拳には来ていました。娘が二人、息子が一人いて、息子が跡を継いでいます。末の娘には高校生くらいの子がいたのですが、その娘さんが急死したときの話です。

その娘さんは急に腹痛に見舞われ、ウチの病院に入院しようとしたのですが、対応できる当直医が不在であったため、近くの埼玉医大に入院して、二、三週間で亡くなってしまいました。そのとき、その娘さんの母親である彼女からウチで受け入れてくれなかったと抗議の電話をしてきたんです。私はその経緯を知らなかったのですが、とにかく何度か叱られました。でも昔なじみでもあり彼女も外来で来るようになりました。そして血圧は上がるやら何やら、いろいろの不調を訴えるのです。

これはもう、いちばん可愛がっていた末娘が亡くなったこと、その息子、彼女にしてみれば孫ですが、その子が有名私大の附属高校に受かったばかりで自慢の孫だったのにと悲嘆の極にいることがわかりました。キーワードの決め手となるのは「悲しみ」です。

そこでイグナシアというレメディを処方することにしました。イグナシアは「お葬式のレメディ」の異名を持っているレメディで、身内が亡くなったらイグナシアといわれるほど、悲しみに打ち拉がれている人に効くとされているものです。原料はイグナシア豆という豆です。すると、あっという間に落着いてきて、二週間くらいでかなりの改善が見られました。しかし、いつまでも続けても意味がありません。いくらイグナシアを飲ませても、悲しみがゼロになるわけではないからです。そこで次に出したのは、ナトルム・ムリアティクムという食塩の一種を原液とするレメディです。

イグナシアを一番悲しいときに、悲しみが尾を引くときにナトルム・ムリアティクムがいいとされているのです。彼女もこれで元気になりました。最初の悲しみの大きさからすると、見違えるような結果でした。

ホメオパシーの専門家の板村論子医師は、皮膚科に属していますが、アトピーの患者さんばかりでなく、心身症的な人も来ます。彼女は初診の人は一時間かけます。だから一時間おきに予約をとっていました。しかし、それでは収入が彼女の給料に見合った分に達しません。そこで初診を四十分に切り詰める工夫をしました。患者の話を聞きながら、コンピュータにルーブリックを打ち込みます。ルーブリックというのは、朱書きのことで患者の言葉の中の診断に必要なキーワードです。

潔癖性というルーブリックが出たら、それを打ち込むと、潔癖性の適応がどっと表示されます。次に冷え性であるということで、冷え性をインプットすると、潔癖性で出たものの中の、冷え性に適応するものが残る。ルーブリックを入れるごとに絞られてきて、五つか六つになり、その優先順位もつきます。

このコンピュータ処理だけで、診断がつく場合もあるのですが、これに自分の知識、経験を合わせてレメディを決めます。

私はコンピュータを扱いません。パソコンを持ってはいるのですが、使ったことがないのです。全部手書き、メモです。

もう一つ。ホメオパシー診断に基づくレメディの決定ですが、面白いのは、ピタリ、正解を用いないほうがいいことがあるのです。

アグラベーション——悪化という現象が生じることがあるからです。

この人は発熱しているとなると、西洋医学では熱冷まし（解熱剤）を与えます。ホメオパシーでは発熱剤を出すのです。発熱しているところへ発熱剤が行くので、ピタッと合うと、もっと熱が上がってしまうのです。アグラベーションがあるということは正解であるわけですが、患者さんにしてみれば困る。だから、ちょっとほとぼりがさめるまでホメオパシーは少し休んで、西洋医学の解熱剤も使ったりして、おさまったところで、またレメディを使うということがあります。

負け惜しみでなく、これが一番だと思ったら、ちょっとずらすんです。次善の策にする。そうするとピタッと合いませんから、アグラベーションが起きません。何となくいいという程度で、それが続いて、よくなっていけばそれで済まします。しかし、次善の策ではもう一つ満足のいく結果が出ないというときに初めて最初に見つけた正解のレメディを使うのです。すると、次善の策である程度体の中で変化が起きているので、アグラベーションが起きないのです。これも面白いところです。あまり切れ味のいいのを使わない、ちょっと鈍いのを使っておくのです。

徒然草の第二百二十九段

「よき細工は、少しにぶき刀をつかふといふ」

第五章

緩和ケア

帯津三敬病院の挑戦

寺門克

背水の陣は、強い兵ではじめて成功する。退路が閉ざされていても逃げ腰であっては勝てない。陣を退くときの後拒（殿軍《しんがり》）も弱兵ではつとまらない。病気の場合もそうではないか。患者が逃げ腰になっても、医者が逃げ腰になってもいけない。

帯津も言っていた。

「そう。医者が逃げ腰になるのがいちばんいけません。すぐにあきらめるようでは駄目です。患者さんは、自分の命のことだから、簡単にはあきらめません。背水の陣で初めてやるべき治療法というのもあるのです。極端な食事療法とか、かなり常軌を外したことなどです。そこで火事場の馬鹿力が出るということもあると思うのです。もうあとがない、背水の陣だというときは、考えられることは何でもやれと言っています。

たとえばゲルソン療法という食事療法は、野菜しか食べてはいけないのです。しかも無塩です。

これは大変だと思うのですが、やってる人はいる。しかし、簡単な気持ちではやらないほうがいい。まだ自分は背水の陣じゃないと、ほかにもやるべきことがたくさんあるというのであったら、そんな極端な療法はやらなくていい。しかし、もう他の手は尽くした。でも押し込まれて土俵いっぱいという状態になったとき、一発逆転を狙って日常性をがらっと変えることもいいのです」

だから、緩和ケアについて帯津は当初消極的だった。理由は、世間一般でいう緩和ケアに疑問を抱いていたからだ。むしろ「私はやらない」と言明していた。

「緩和ケアとは戦術が枯渇して治すすべがないから、苦痛を取り去って人間らしくということ。だけど、私たちは、戦術は枯渇しないんだ。代替療法は山のようにある。だから、これをどんどん使っていけばいい。帯津三敬病院に緩和ケアは要らない」と言っていたのだ。

緩和ケアについての帯津の認識は間違ってはいない。たとえば医療雑誌『医療』（二〇〇五年四月号・南山堂）の特集「がん治療後の患者ケア」では、タイトルにもその基本姿勢が表現されているように、あくまで「治療後」である。その記事の冒頭の「視点」にもこうある。「本特集は、医療機関で治療を終えたがん患者が、家庭医の診療を受けるにあたり、そこで必要な情報を提供するために編集された」となっている。あくまで〝がん治療〟はもう行なわないことを前提としている。

帯津はがん治療に白旗は挙げない。終わりはないと考えているのだから、これを容れることはできないのだ。

多くの病院が緩和ケアの導入に積極的であるのには、経済的な理由がある。端的にいえば、緩和ケアを施すことで保健の点数がぐんと上がる。この患者は緩和ケアを行なっているとか、緩和ケア病棟を設けたということが、経営上有利に働く。だから、帯津三敬病院としても、経営的には導入の声が上がっても不思議ではなかった。

それを帯津は阻止していたのだ。「苦痛を取って人間らしくといっても、人間らしくのところに希望がなくてはいけない」と。

しかし――。新任の副院長鈴木毅が帯津を説いた。

「この病院には緩和ケアの対象になる患者さんが多い。ぜひやりたい。患者さんが希望をもてるようにいろいろな代替療法もやっていきたい。気功も、マッサージも、アロマセラピーもやる、鍼灸もやる、イメージ療法もやるということで、どこまでもあきらめない」と。

これを聴いて帯津は首を縦に振った。

「それならいい。やってもらいましょう」

スタートしたのは、平成十七年四月。その告知に帯津三敬病院の特色が出ている。

「当院の緩和ケアでは、人をまるごとみるという全人的アプローチを行ないます。がんなどの悪性腫瘍を持った方の身体的、精神的、社会的苦痛に対して西洋医療を行なうことに加え、代替療法も取り入れています。例えば、治療の選択肢として、抗がん剤や漢方薬、ホメオパシーなどを考えていくことができます。また、治療および緩和ケア方針を考える際には、緩和ケアチームスタッフと十分にコミュニケーションを図りながら、患者様のご意見を大切にしております。当院では、開院当初からホリスティック医療を目指してきました。緩和ケアチームの中でも、その特色を活かしていければと考えております」

緩和ケアの申込みがあると、主治医、看護師は患者や家族と話し合い、実施計画書を作成し、診療を開始する。

［緩和ケア診療内容］

◎緩和ケアチームの医師、看護師による回診（週一回）

◎スタッフによる緩和ケア検討会（週一回）

［利用可能サービス］

◎カウンセリング（カウンセラーが担当）

◎イメージ療法（心理スタッフが担当）

◎音楽療法（音楽療法師が担当）

◎アロマセラピー（アロマセラピストの看護師が担当）

◎薬相談（薬剤師が担当）
◎医療福祉相談（ソーシャルワーカーが担当）

この告知の中でも明らかになっているが、ここでの緩和ケアは、チームで取り組んでいる。チームは、医師、看護師、心理スタッフ、薬剤師、マッサージ・指圧（中国室）、ソーシャルワーカーで構成、週一回の緩和ケア検討会を通じて患者の情報を交換し、個別の問題点や適切なケアのあり方を検討している。

患者の評判は上々のようで、十五床の定員は満床。帯津もそれを喜んでいる。

「いちばん私が感心するのは、この十人ほどのチームのメンバーが毎週会合を開いていること。火曜の朝は、私が会議室で仕事をしていても追い出されてしまう。そして出色なのは、この緩和ケア委員会に患者の会が入っていることでしょう。医療者ではない人をこの検討会に入れるというのが、発想としていいと思います」

帯津の路線を引き継ぎながら、発展する動きは、帯津三敬病院の場のエネルギーを確実に高めている。

スタッフそれぞれの気組み

寺門克

緩和ケアスタッフの考え方、取り組みを直接きいてみた。（二〇〇五年秋）

鈴木毅、副院長でチームリーダー
十年間非常勤だったが、二〇〇四年十月から常勤となった。

帯津先生の医療に対する考え方や、人生観というものには、賛同すべきものがあります。ただ、僕自身は、元は同じ世界ですが、今は少し違う部分を医師として担当しています。特に患者さんに対する寛大さは世の中でいかに欠けている医師が多いかということで、帯津先生は慕われ、必要とされている部分に賛同してきました。

緩和ケアについては、言葉だけ、あるいは一般的イメージとしては終末医療とかホスピスとかであろうかと思います。もちろん病院としては、経営上の要請もあるでしょう。この病院は、がん患者さんがほとんどです。入院しておられる方の半数以上を占めます。そのうちのかなりの方が、代替医療というか、帯津先生の医療を受けたいということでいらっしゃっています。

一方、がんセンターとか大きな大学病院とかでは、自分たちの医療の限界が来たときに、病院としての役目ということもありますが、突き放さなくてはならない部分が出てきてしまいます。残念ながらそこで行なえる限界と病院の役目でそういう事態が生じます。

その部分で、切り離されてしまった患者さんはそのままでいいというわけではありません。大学病院とか公的病院の中にも、切り離さないで見続ける病院もあるとは思います。

ところがある程度大きなところでは、切り離しています。この病院に見える患者さんの中には、実際に切り離された結果、頼って来られる方がいるというのが現実です。もちろん患者さんご自身で離れて来られるケースもありますが、一方的に離されてしまった方もいるわけです。

僕自身は、東洋とか西洋とかいう言葉は嫌いで医療は一つだと思っていて、どれがいいとか悪いとかではなくて、全てをうまく組み合わせて、心的にも体的にも治療していくのがほんとだと思うのですが、残念ながら西洋的な医療を行なう先生方の中には、自分たちがやっていること以外は正しくない、別の医療を選んだ方は、好きにしなさい、もう知らないよとおっしゃる方が多い。

僕は代替療法だけで全てのがんがよくなったりするとは思っているわけではないし、いろいろ手段を尽くします。もともと外科医なので手術もしますし、抗がん剤を使うということもやっています。そして代替療法も必要だということもわかっています。

ところが代替療法をバカにしている医師も世間には存在していて、患者さん側が、代替療法を必要とし、求めているということがわかっていないとか認めないとかという現実があるのです。

患者さんが必要と感じ、それを信じざるをえない、それに頼るようになってしまうということについては、突き放した医師側に責任がある部分もあると思うのです。残念ながらそれに気づいていない医師が多いというのが悲しいところです。

その結果、この病院に代替療法を求めて見える患者さんがかなりいらっしゃるわけですが、一つには医療制度上の問題がありました。つまり、代替療法は、かなりの部分が自由診療になってしまい、患者さんの負担が大きくなるのです。

そこで緩和ケアの導入が考えられるわけです。

緩和ケアというのは先にも述べたとおり、終末期医療のイメージです。緩和という字義通りであれば「楽にする、穏やかにする」ということになるわけですが、それは終点ではなく、あくまで通過点であろうと思うわけです。そこで、これを制度上の問題と組み合わせて、代替療法を終末期だからというのではなく、治療の過程として保険制度の中でやっていけそうだということになったのです。これは事務長さんが調べてくれた結果です。

帯津先生は「緩和というのはあきらめたということではないか」との考えでしたので、緩和という言葉には語弊があるけれど、あきらめることではないと説明して、ご理解をいただきました。

現実的に緩和ケアを受け入れられる患者さんは、スタッフの数の問題もあって、十五、六人が限界ですが、今は満床の状態です。もちろん緩和ケアとはいいながら、リラクゼーションに関与したマッサージとかアロマテラピー、イメージ療法や鍼灸などの代替療法も行ない、抗がん剤治療を続けている患者さんもいらっしゃいます。緩和ケアであってもさらに化学療法や手術といったことも選択肢に入れています。

しかし、たまたまこれが不幸なことに終末期になってしまう方もおられますが、あくまで個々のケースで治療というのは違ってくるわけで、一つの通過点として取り組んでいます。したがって、だいぶよくなったということで退院していく方もいます。緩和ケアの人がどうして退院するんだという見方もされますが、われわれの取り組みの姿勢からすれば、たいへん嬉しいことです。とにかく一つの治療法が、うまくいくかいかないか、常にチェックして、具合が悪いと診れば新たな選択肢を用意して、その時点でのベストな方法をとるわけです。

一言でいえば、帯津三敬病院の緩和ケアは、帯津先生の考え方と保険制度との融合で生まれたものです。

緩和ケアを始めるに当たっては、患者さんにこれをどう説明するかという問題もありました。説明の仕方によっては「私はそんなに悪い状態なのか」といった意識を持たれることもあるでしょうし、「自分は元気なのにどうしてそんなことを言われるのか」と疑念を抱かれることもあるかもしれません。じっくりと制度の考え方を説明してご理解願うようにしました。平成十七年四月に届出をして実際に活発に動き始めたのは六月ごろですね。

永瀬美津江、アロマテラピー担当は看護師
週のうち三日間は緩和ケアスタッフ専任だが、あとは通常の看護勤務があるというフル稼働だ。二〇〇四年四月春、帯津三敬病院に来た。その前は、五年間看護ケア専門の病院で勤務。その間アロマテラピーの研究を始めた。さらにマッサージなども学び、その後、産婦人科の病院でボランティアで一年、産後の女性対象にアロマのマッサージでリラクゼーションを担当した。

どこかアロマテラピーを看護に採り入れてくれるところはないかと物色していて、この病院を見つけました。そしてアロマテラピーをやりたいと言ったのですが、しばらくの間は通常の看護スタッフとしての仕事しかできませんでした。しかし、しばらくして病棟でアロマをやってもいいということになったので、仕事の合い間に食欲のない患者さんとか、むくみのある患者さんなどにやらせてもらいました。時間にしたら、十五分とか、三十分以内にできることですが、通常勤務の合い間ということですから、継続的にできません。病棟の勤務体制とかローテーションが

ありますから、同じ患者さんを担当する機会は少ないのです。週に一回くらいは施療したい患者さんに巡り合うのが月に一回くらいということで、その間にその患者さんが亡くなられてしまうといったこともありました。そんなこともあって、患者さんは、喜んでくれて、またやってもらいたいとはおっしゃるのですが、施療の効果を確認することもできない状態でした。

それでそろそろ意欲も消えかかったところだったのですが、緩和ケアにアロマが組み込まれ、それを担当してほしいといわれたことで救われました。これなら週一回必ずできるので、継続性もあるし、やり甲斐があると思いました。

週一回継続的に患者さんに係わって、いちばん目に見えてわかることは、むくみの解消です。痛みのある患者さんのなかで、背中が痛いとか、腰が痛いとか、単に横になっていて同じ姿勢でいるために生じる痛みばかりでなく、がんによる痛みなどもあるのですが、アロマ・マッサージが喜んでいただけるケースがあります。

普通の看護師の仕事をしているときは、患者さんの体に直に触ることはほとんどありませんが、アロマは体に触ります。これが患者さんの心のこりもほぐすということもあるのかもしれません。心の変化はいまところわかりませんが、でも興奮していた患者さんが落ち着かれるとかいう効果は目にします。

でも心細いことはあります。いまのところ私のやっていることを評価してくれる人がいないのです。緩和ケアのスタッフも、それぞれが担当を担ってやっているだけで、それらが総合してどういう結果につながっているかといったことは、いまひとつわかりません。まだ本格的に始まってから半年も経っていませんから、無理かもしれませんが、それがわかればお互いさらに意欲も高まると思います。

週一回のミーティングでも、それぞれが報告するだけで、まだバラバラ、一人でアロマやってるけど全体的に見て、この患者はどうなっているのかといったまとまった感じがありません。参加していて孤独感があります。

とはいえ、他の病院の緩和ケアではアロマとか他の療法がないところが多いと思いますし、この緩和ケアに期待は持ちますが、他と比べて「どういいのか」を具体的に言えるようになればいいと思います。

永瀬さんの孤独感が心配だった。放っておけない気持ちになった。このままでは緩和ケアチーム自体にとっても問題だ。だからインタビューアーとしての立場を逸脱していることは承知だったが、帯津に成り代わったようなつもりになってしまい、彼女をこんな対話にひきずり込んでしまった。

――永瀬さんは、名誉院長の帯津をどう見ているのかしら。

「患者さんにとっては、病床に来てくれるだけで嬉しいという存在ですね。そういう先生が一人でもいる病院というのは、初めてなんです。いままで国公立の病院にしかいたことがなかったので、患者さんのあこがれの対象が先生であるというのはすごいと思います。患者さんはその先生がいるということだけで癒されるんですからね、あゝ、そうなんだと思って。とにかく患者さんにとって救いになっているということは、いつも見ててわかります」

――永瀬さんがそういう存在になっていくというのは。

「いや、それは無理です」

――可能性はあると思いますよ。というのは、帯津の特色の一つは、必ず患者さんに触るということだと思うんです。

「触りますね」

――まず触るでしょ。回診してても、患者さんに声をかけながら、おなかに触る。聴診器だって、患者さんから情報を取るだけでなく、こっちから、こうあって欲しいという気持ちを伝えるつもりで当てていると言ってます。触るというのも、触診という医者の基本動作だと語っていますが、これをやらない医者のほうが多くなっています。昔ながらの基本動作にはそれなりの医術としての意味があり、同時に患者との信頼関係を築く上に欠かせないものです。

そして信頼関係なしの医療行為というのは十分な効果は上がらないといっていい。ちゃんとした医者はみなそう思っているのではないでしょうか。じゃ、どうやったら信頼されるのか。「私を信頼しなきゃ、あんた治りませんよ、信頼しなさい」といえば信頼するのかといえば、そんなことはないですよね。患者さんが自発的に信頼する。患者さんが自発的に信頼してくれるような、医者の日頃の振る舞いが肝心なんですよね。

で思うんですけど、アロマ・マッサージで週に一回でも自分の体に触れてくれる人は、がんを病んでいて、淋しく自分の病状を眺めている患者さんにとって、自分に幸せをもたらしてくれる人になるんですよ。がんの患者さんが、自分を幸せと感ずるなんてありえないと思うでしょ。でも、幸せのモノサシっていうのは状況に応じて、伸び縮みするんだというデータがあるようです。

「幸せのモノサシ？」

——そう、モノサシです。どういう状況を幸せと感じるかを測る尺度ですが、たとえば、今朝ご飯を茶碗に一杯食べられたということで、非常に幸せだと感じる人がいるのです。いままで食欲があまりなかった人にとってはすごく嬉しくて、幸せを感じることなのです。

ところが、われわれ健康な食欲がある者が、ご飯一杯食べられたって別に幸せとは感じません。そんな実感は持たないでしょ。病気で苦しんでいる人も健康でピンピンしている人も、現状に対する幸せの自覚というのは、ほとんど変わらない。病気の人は皆自分の現状を不幸と考えているわけではないということです。そして、現状が少しでも改善されれば幸せと感じる。病気の人にとっては、ご飯をたくさん食べることができたということが幸せの増大を意味するのだということだそうなんです。そして自分にそういう幸せをもたらしてくれた人に対し、感謝し信頼感を持つというわけです。自分の肌に触れてくれる人、背中のマッサージをしてくれる人を信頼するようになる――。老人医学をやっている友人がそういうデータを教えてくれました。

この友人は東大名誉教授ですが、いまも老人ケアの臨床医として活動している大井玄という医師です。興奮すると粗暴になり、家族がもて余している認知症の老人が、隣に座って肩に手をかけて話しかけるだけで態度が穏やかになったと言っています。

「おっしゃることはわかりますが。いまは、孤独感が強くて……」

――心理的には辛いところですね。しかし絶対にこの試みは、いい方向へ行くと思いますよ。だんだんとスタッフの一体感も育ち、一つのものを作り上げているのだということにならないと、終わってしまうことですから。

「そうですね。一人でやるもんじゃないですからね」

――いまは個々ばらばらの作業のように見えるかもしれません。じゃ、どうしたら、そうじゃない形にもっていけるかということですが、まずはコミュニケーションですよね。いわゆるミーティングのときに、お互いに意見を交換する。単に事実を報告するだけでなく、ぶつけ合う。やりとりを通じて、チームの一員である自覚が強まるんじゃないでしょうか。永瀬さんも緩和ケアスタッフに必要な一員であるわけですから。新しい試みです。病院のあり方を変えていくことも可能です。そうやって日々前進していく病院でなければ、帯津三敬病院らしくないじゃありませんか。

「そうですね」

——いろいろ、勝手に、エラソーなことを言って申し訳ありませんでした。必要とされているからこその一員なんですから、遠慮せず、言いたいこと、困っていることは、きちんと言ってくださいね。他のスタッフの方々もそれを期待していると思います。

柳沼良、鍼灸師（枇杷温灸）、代替医療スタッフ

枇杷温灸は、ツボに枇杷の葉の表側を当て、その上に和紙を一枚のせて、棒灸を施す。灸の効果と指圧効果に加えて、枇杷の葉に含まれるアミグダリンという成分が皮膚から吸収される。これが抗がん作用があるとされる。

他の病院との違いは、やはり代替医療のスタッフが緩和ケアスタッフに加わっているというところです。

ペインコントロール（除痛）のやり方としては、メインは薬剤、和薬の使用になるので、それ

については他と変わりないと思います。何かあったとき、たとえば疼痛があったとき、それだけでなくて、患者さんが苦しまれることもあるんです。痛みはおさまったけれども、体が懈《だる》いとか、話し相手がほしいとかいうときは、心理療法師や鍼灸師がかかわるということで、必要とされるものを提供できていると思います。

また当院における緩和ケアというのは、基本的、根本的緩和ケア診療と、当院で帯津先生などがやっておられる気功とか太極拳とかを体験的に受けたいという方に対しても適応しているということが挙げられます。

というのは、動ける方というのは、そんなに痛みを感じておられないわけです。基本的に普通の病院で緩和ケアというと、痛みのある方で除痛を目的に来られるのですが、当院には気功を受けたい、太極拳をやりたいという方で、病気としては落ち着いていても、遠くからですと通院してやるというわけにはいかないということで、入院なさる方もいらっしゃるのです。患者さんとしては、緩和ケアを受けることであれば、代替療法を保健でやれるというメリットがあるのです。

スタッフミーティングは、短時間にあれこれ情報交換しなくてはならないので、三十分では無理、どうしても予定をオーバーすることになることが多いです。そうなると、もちろん仕事に追われている人は、抜けることにもなります。

緩和ケアの患者さんのリストは、入院の時系列になっていて、その最初の方から順にそれぞれがその方について施術と所見を報告します。基本的にはカルテに書くことが多くなるのですが、口頭で伝えておかなくてはならないこともあるわけで、ミーティングは必要不可欠です。

一人の患者さんに対するスタッフ八人の情報が集約されるということの意義は非常に大きいと思います。

通常、週一回開かれる院内のカンファレンスでは新患中心です。何か気になる患者さんいませんかということになるんです。これは病院全体の会議ですし、残り時間が少なくなると、言おうと思っていたことも抑えてしまったりすることになります。それとくらべると緩和ケアチームのミーティングは充実しています。他のスタッフから得た情報で、患者さんによりよい対応ができるようにもなるわけです。

たとえば患者さんの態度が素っ気なく感じられた原因が、他のスタッフの説明で判明したりもします。そうすると、私も気をつけることもできます。

ただ、私たちは患者さんと接して知り得たことについての守秘義務というのがあります。そこでチームの中で知っても、患者さんには知らないこととして通さなければなりません。しかし、そのことは頭に止めてよりよい対応をしていくのです。施術の内容を変えて、豊かにしていくことにもなります。

いずれにしても患者さんと施術者といっても人と人との触れ合いですから、細心の注意は払わなくてはなりません。またスタッフ同士でも、永瀬さんのように看護師として通常の勤務も持っていながら緩和ケアスタッフとしても動くという形では、気苦労も多いでしょうね。

われわれの場合は、もともと代替療法スタッフとしてやってきましたから問題はありませんが、彼女のようにアロマテラピーというのは初めてのことで、いくらわれわれがスタッフの一員でといっても評価体系もないので、心細いだろうとも思います。

代替医療スタッフとして当院に来て一年半になりますが、いろいろなスタッフ、いろいろな患者さんとの接触の機会が多く、密度も濃くて、精神的に向上させてもらったという印象が強いですね。患者さんとかかわる状況に毎日置かれているわけで、時には見送らなければならないこともあり、精神的にはタフになります。

長山康彦、社会福祉士

平成十七年四月、病診連携室勤務、帯津三敬病院としては初の医療ソーシャルワーカーとして平成十六年四月採用（新卒）。

帯津のポリシーである「最後まであきらめない」という考え方に則った緩和ケアであると、患者さんには説明させていただいています。「私は緩和ケアをしに来たわけではない」とおっしゃって、緩和ケアに距離を置かれる患者さんも少なくありませんので、他所と違うという丁寧な説

明がどうしても必要になります。

今まで帯津が自由診療で行なっていた代替療法が、保健でやれるという説明がいちばん手っ取り早いのかもしれません。もちろん無制限にではありません。保険点数でいうと二百五十点なのですが、患者さんの負担は一割、二割、三割とさまざまで、負担していただく額は異なってきます。三割の方だと一日七百五十円、二割の方は五百円、一割ですと二百五十円です。二百五十点は緩和ケアチームが治療に当たるということでの点数なのですが、それに加えて、枇杷灸ですとかアロマテラピーですとか、本来自費でいただいている分を治療プログラムに週一回含ませています。私の仕事としては一般の患者さんを対象にやっていることと特に変わりはありません。患者さん個々の相談に応じて個々の事情に即した情報を提供して支援しています。

私の仕事は、他の方のように患者さんと直接応対するだけではなく、ご家族の方々とも接触しますから、ご家族が抱える問題、経済面の心配とか、病気が進行しているときの問題であるとか、いろいろのご相談に応じることで、他の職種の方にはお話できないことも含まれますが、チームの一員としての役割は、お互いに必要と思われる情報の交換ということになります。

とにかく忙しい医師や看護師に代わって患者さんやご家族の要望などを伺い、それをスタッフに伝えるというのが役どころでしょうか。とはいえ何でも私が介入するというのも考えものです。必要な人にだけ必要とされ存在でありたいですね。

緩和ケアの患者さんの受け入れは、十五人が限界になっています。帯津三敬病院は九十九床ありますが、緩和ケアはスタッフの員数の関係で限度を設けさせてもらっています。三十人まで受け入れ可能なのですが、治療の質を保つためというスタッフの方からの要望で十五人を限度とすることに決まりました。

――関根国彦、内科医師
一九九九年から勤務、代替医療に詳しい。二〇〇六年三月、退職――

元来、体を診る医者なんですが、私は患者さんのこころを受持っているんです。帯津三敬病院へ来て七年になりますが、ここへは他の病院で見放されたけれども、治りたい、ここなら治してもらえるんじゃないかという希望を持って来られる患者さんが多い。その患者さんの気持ちを大事にしたいんです。

緩和ケアチームでは、それを勉強させていただきながら務めているというところです。

緩和ケアを始めて改めて発生した問題というものはあまりありません。

あまりない――というのは、一つには、多くの者が係わっているので、私だけに問題が降りかかって来ることは『あまりない』ということでもあります。

もう一つは、ウチの病院の特徴というか、宿命、運命みたいなものと思いますが、常勤の医師が全て精神面のケアが十分できる医師なんです。普通の病院というと、荒っぽい先生がいて、患者さんから文句が出て、看護師長とかが『マア、マア、マア』と言いながら「あの先生は真面目で、手術は上手いんだけど、言葉遣いが悪くて……」などと患者さんを宥めてる。ところがウチは、女医さんが多いこともあって、とても心のケアが行き渡っているんです。患者さんの強く激しい言葉にも、ニコニコとやんわり応対できる。そんなこんなで、ウチの病院の場合、患者さんと主治医との間に問題が生じて、私のところに持ち込まれるということは、ほとんどないのです。

女性ばかりでなく大学病院から派遣してもらっている男性の先生も、よく教育されていて、口は固くて秘密は守るということで、患者さんとは問題を起こさないように訓練されています。

だから私が回診しても、苦情が患者さんから出るということはないんです。で、私が回っていって話すのは、心理的なことよりも、代替医療のあれこれなんです。他の先生にくらべるとその点は詳しいんです。患者さんの方も、いろいろの治療法について勉強されているので、そんなに質問らしい質問は出ませんが、私の方で新しい情報などがあると話題にしたりすることもあります。

たとえば、一、二年前に一世を風靡した『爪もみ療法』の「福田—安保理論」の診療所でアルバイトをしていますなどと言うと、患者さんはその理論を知っていて、話が弾むんです。

患者さんと医師との関係で知り得た秘密というのは、あくまで医師は守らなければなりませんが、カンファランスの席では、それに基づく医師の判断として咀嚼して他の担当の者に伝えるということはしなくてはなりません。その点で頼りになるのは心理療法の人たちです。この分野での経験豊かな人たちで、この病院でも長く、たまたま緩和ケアが始まったことで大きなウエイトを占めるようになっています。

この緩和ケアチームができたのには、事務長の力が大いにあずかっていると思います。患者さんにわかりやすい形にもって来たということと、元々この病院にいたスタッフでチームを編成したということですね。緩和ケアのためにスタッフを外から集めるということはしなかったのです。それも患者さんにとっては受け入れやすい形であったでしょう。

「あきらめない医療」ということについては、「患者さんの心を傷つけない」ということだと思います。単に「あきらめない」というのでは、患者さんは亡くなるときも「自分は死なない」と思っていて、亡くなっても「死んだ」とは自覚しないまま魂になってしまうかもしれない。それでいいという人もいるかもしれませんが、私は、ただあきらめないといい、希望を持たせるだけでなくて、傷つけないで、穏やかに自分のいのちを見つめられるように導くというのも必要だと思っています。その点では帯津先生は一つの哲学を持ち、患者さんにも説いています。

医師にはそういう教科書がありません。医学を学んでも心とかいのちとかを見つめる教育は受けていません。

心得は教わっても具体的にどんな言葉で患者さんに伝えればいいかは知らないのです。ただ患者さんの心に配慮しろというだけでは、どうしていいかわからない医師もいるということです。しかし、運命というか、帯津三敬病院には、そういう教育が不要な医師が集まっているんですね。帯津先生の前では、帯津先生の人徳だといっているのですが、偶然かもしれませんからね。それにこの病院では治療をあくまで続ける――あきらめないのですからね。

もう一つ、この病院には、医師より看護師のほうが偉いという伝統があります。開院以来の伝統ですね。患者と接する機会の多い者が尊重されるという意味です。何でもかでも患者さんの言う通りではなく、看護師の判断で正しいと思えば、それをきちんと医師に伝え、医師もそれを尊重するということです。

看護師は医者とともに医療の第一線を担っているんです。その意識が確立しているので、看護師は生き生きとして、ウチの病院に活気を生んでいます。

――濱中寛之、心理療法士
カウンセリング担当。二〇〇二年から勤務。――

通常は主にカウンセリングをしています。主に患者さん個人対象ですが、必要に応じてご夫婦、あるいは家族揃ってということもあります。ご両親であったり。

ご本人の希望で、看護師や医師を通じてですけれども、お話を聞きます。医療スタッフから必要と感じられた方の紹介があって訪ねることもあります。どちらかというとそのケースの方が多いのです。もちろんそういう場合でもご本人が同意してのことです。

基本的に、週二回は入院患者さんのカウンセリングを行なっています。そして週一回は外来の心療内科で行なっています。

緩和ケアチームでの役割は、心理関係でして、仕事内容は通常のものと変わっていません。ただ、緩和ケアとして行なうことによって、チームワークになった分、連携がとれてきています。患者さんへの見方が異なることもありますが、違いがあることがわかることも大切です。それぞれがバラバラで、自分でできることをやっているという感じの頃より、ヨコの関係がつくれて、一歩進んだと思います。一人ひとりの患者さんへのアプローチが、よりキメ細かくなる感じです。一回のカウンセリングの時間は週一回四十五分間ですが、ご本人の希望で週二回ということもあります。ただし、患者さんの不安が急に、非常に高まったというようなときには頻繁に顔を出すということにもなります。それは稀ですけれども。

カウンセリングの基本は、患者さんのお話を聞くことにあります。でもただ聞くだけかと誤解されては困ります。聞き方があるのです。聞くことで患者さんが抱える問題を発見し、具体的に解決していく必要があります。

困っていることで、医師には直接聞けないでいることとか、迷っていることを摑んで、悩みを解消する手だてを講じなければなりません。とはいっても自分にできないことも多く、直接問題を解決できる専門家にバトンタッチするということも大事です。医療費のこと、家族のことなどについてご心配になっている患者さんもいらっしゃいますから、そういうときはソーシャルワーカーにつなぐわけです。

話を聞いてさしあげるだけで、すっきりなさる患者さんもいらっしゃいますが、具体的に、たとえばイメージ療法など行なうことにもなります。何人も患者さんに対応していますと、いくつかパターンが現れますしね。それに応じて、いろいろ試みます。

自分だけこんなに辛いのかな、自分だけこんなに痛いのかな、みんなは元気そうなのにといったことを思っておられる患者さんはけっこう多いのです。そういう方は、みんなそう思っているのだとわかると、みんなと一緒に耐えよう、頑張ろうということになります。

イメージ療法も担当して週一回行ないます。呼吸法と結び付けて行なうのです。目的はリラクゼーションです。自分の健康状態が向上していくイメージを描くことによって、リラックスするのです。リラクゼーションによって免疫力を高めるという狙いもあります。

同じ心理スタッフの渡辺千恵先生は、音楽療法の専門家で、週一回、患者さんにグループで主として童謡を歌ってもらったりしておられます。個人対象のときは、歌うときもあれば、器楽を渡辺先生が演奏されて、患者さんに聴いてもらうということもあります。これを総じて芸術療法と言っています。

チームワークの展開が楽しみ

寺門克

音楽療法と聞いて、真っ先に思い浮かべるのは、コリン・ウイルソンがある著書で伝えていることだ。フルトヴェングラーが指揮をした、ブルックナー作曲の交響曲を聴くと傷の治り方が早い、と。私はさっそく、そのLPを買い集め、聴いてみたことがある。一曲聴き通すのは困難だった。途中で眠ってしまうのだ。フルトヴェングラーの指揮は、カラヤンの対極にあると思えるほど、悠揚迫らぬ、おっとりとしたもの。それはベートーヴェンの第五を聴いてみると、最初の数小節ですぐわかる。

睡眠が治癒を早めるだろうか。とにかく眠ればいいというわけでもなかろうが、いかにもゆったりと寛げる。脳のアルファー波を出させ、人を癒すという音楽もあるようだ。モーツァルトを毎朝聴くと便通がよくなるという主張もある。

教会には教会音楽・賛美歌がある。禅宗の声明（しょうみょう・僧の合唱）等々、宗教にも音楽が欠かせないようであるのも、人の心や体に及ぼす影響が少なくないからにちがいない。

ついでにいえば、笑いの効用についても言われる。かつて立川談志に会ったとき、落語のカセットを大量に帯津三敬病院に贈ったという話をきいた。

大きくいえば、みんな寛ぎ、リラクゼーションに係わるものといえよう。

濱中は、東京学芸大学で学部生や院生などのカウンセリングも担当している。西八王子病院精神科でもグループで芸術療法を行なっている。

二十代はアメリカにいて、現地の大学、大学院でカウンセリングと表現芸術療法を学んだ。四年前に日本に戻った。表現芸術療法とは総合芸術療法ともいう。「短歌、絵画、舞踊、演劇などを用います。言葉で伝えることができることは大きいけれど、コミュニケーションの中では三〇％といわれています。言葉以外の表現のコミュニケーションによって治療するのです」（濱中）

専門の診療所で研鑽、鍼灸専門学校や桜美林大学の公開授業で心理学や芸術療法を教えたりしていた。区民大学やワークショップにも出講している。

この濱中と話していて、帯津三敬病院が発展系であることがかなりはっきり見えてきた。緩和ケアチームのスタッフのインタビューをしているうちに何となく感じられたものが、にわかに具体化したという思いだ。

日本が世界に誇る高柳健次郎。彼は一種の天才だった。遠い所に目標を定め、ひとりコツコツと地道に追い詰めるタイプだった。一九二六年、世界で最初に電子式のテレビ映像を生んだ。その高柳が、戦後、日本ビクターに入社してからは「これからの技術開発は一人の技術者に頼るのではいけない。チームでターゲットに迫るべきだ」と言い、高柳方式とでも呼ぶべき、技術開発方式を創り出した。専門分野の異なる技術者を集めてチームを組んで一つの目標をそれぞれの角度から分担して追わせる。そしてその成果は、全メンバーに対して報告して、情報を共有化する。このチームワークの伝統が、VHSという世界をリードする商品を生んだのだ。

帯津三敬病院の緩和ケアチームの動きには、同じ可能性が感じられる。ただし、現状では、帯津三敬病院の緩和ケアチームのチームワークは十分とはいえない。専門の異なるスタッフが、それぞれ個別に対応して、週に一度のミーティングを行い、情報を交換し、情報の共有化を図っているのだが、それが患者のケアという目的に向かって一つにまとまっているとは言えない。オーケストラの指揮者のような役割のスタッフがいれば、チームという場のポテンシャルは、もっと高まるはずだ。今でも患者の評判はいいのだから、先が楽しみだ。

一九八二（昭和五十七）年にポツンと生まれた帯津三敬病院も、そこに自身のいのちのエネルギーを注いだ帯津良一も、二十年余りの時とともに変化した。医師もスタッフも診療が終わって酒を酌み交わしながら議論を重ねた日々があったという。大雪で電車がとまり、停電までして、スタッフが山田婦長の家に押しかけみんなでゴロ寝、そこから病院に出かけたこともある。みんなが帯津三敬病院を自分の病院だと考えていた。家庭的な集団で同志的結合が強かった。それが発展の原動力となった。そして、いまや、全国的に名を知られる存在になっても、なお、その発展の歩みはとどまらない。患者の会という名のファンクラブがある病院など、そうあるものではない。それはおそらく帯津良一という人間と大いに関係がある。帯津自身が発展系の人間であるからだ。めざすは、帯津流のホリスティック医学だ。

本書では、そういう目で帯津を見てきたつもりである。

二十一世紀の医療に向けて

帯津良一

私は一九八〇年代前半からホリスティック医学を理想に掲げ、主にがんの患者さんを対象としての治療で、試行錯誤しながらも、その理想に近づこうと努めてきました。

患者さんが求めているのは「癒し」であることに疑う余地はありません。そして癒される主体は人間です。対象は人間そのものですから、病気に対処するだけではありません。生老病死という人間の生きるステージのすべてに癒しの場を提供するのがホリスティック医学です。

私が会長をつとめる日本ホリスティック医学協会では、次のようにホリスティック医学の概念を規定しています。

1. ホリスティック（全的）な健康観に立脚する。
2. 自然治癒力を癒しの原点に置く。
3. 患者が自ら癒し、治療者は援助する。
4. さまざまな治療法を選択・統合し、もっとも適切な治療を行なう。
5. 病いの深い意味に気づき自己実現をめざす。

帯津三敬病院の緩和ケアは、言うまでもなく、ホリスティック医学の一つとして行なっています。いわゆるターミナル（終末）医療とは違います。死の苦痛をやわらげることを目的とした医学ではないのです。あきらめない――それが違いです。

やれることはすべてやる。したがって療法が多くなるのは当然です。しかし、患者さんの生命がここまでだと判断したら、死に当たってターミナル医療的な対処も行ないます。

この病院の緩和ケアは、「あきらめないケア」ですから、常に現状に満足はしません。スタッフ全員とともにあくまで可能性を追求しながら、ホリスティック医学の理想を実現したいと考えています。

あとがき

帯津三敬病院という小さな病院が川越で誕生したのは、一九八二年である。それから二十年余り、その存在は帯津良一とともに全国に知られることとなった。最初は、がん患者やその家族からがん患者やその家族へという口コミ。いまでは、テレビや雑誌などマスコミで伝えられている。たとえば、二〇〇六年に入って、作家・五木寛之氏との対談【生命と養生を語る】が「文藝春秋5月臨時増刊号」に載り、「週刊文春」(7月27日号)は、塩田芳享氏のシリーズ〈本当にあるのか「理想の病院」〉の二回目に【がん患者が生きがいを見つける「帯津三敬病院」】として取り上げた。

帯津自身が著した単行本も多く、常時、書店の棚を賑わせている。執筆、講演の依頼は引きもきらない。

テーマは「がん」にとどまらない。統合医学、ホリスティック医学、代替医療、自然治癒力、ホメオパシー、漢方、気功、呼吸法、養生法。さらには、癒し、生き方、死生観にも及ぶ。

それらがすべて帯津良一という一人の医師から発せられている。驚異だ。そして危惧も感じる。

このままでは「カリスマ」にまつり上げられてしまう。それでは、困る。帯津は、まだまだ日々新たな人間だ。より高い「いのちの場」を求め、その方法を日々探っている。固定概念でとらえてはならない。

帯津が生身の人間であること、そして発展してやまない人間であることを伝える「もう一つの目」が必要ではあるまいか。

帯津の実像に迫る——本書の視点はそこにある。「人間まるごと、いのちまるごと」の医療をめざす帯津良一をそれこそまるごと描くには役者不足だとの謗りは覚悟して、執筆に当たった。

高校時代、クラスが違う帯津とは顔見知りという程度の間柄だった。話をするようになったのは卒業してからだ。だが同期生である。病院の中では敬称をつけるが、一歩出れば姓は呼び捨て。田端のわが家で同期生と一杯やるときに駒込病院にいた帯津も参加することがあった。朝食会のため早朝、田端駅に向かったら、駅前で帯津に出会い、立ち話で朝食会の話をしたら、「次から誘ってくれ、参加する」という。そのうち、その会で帯津が自分の病院を川越につくることを披露した。朝食会のメンバーの数人は、開院式に参加した。

川越在住の級友の家で正月二日に五、六人で顔合わせをするようになったのもその頃からだ。この新年会は一昨年まで続いたが、帯津はいつも参加していた。

そして、私の父が柿の木から落ちて脳硬膜下に血腫ができたとき、帯津の適切な指示で命を救われた。

近所のクリニックで骨に異常なしといわれて三週間ほど経って、その事故を忘れかけた頃、歩けなくなり、口も利けなくなった。電話で帯津に相談すると、わが家から近い駒込病院に連絡をとってくれた。父をかつぎ込むと、CTをとって、すぐに手術、頭骨に穴を開けて、血を抜いた。あと一時間遅れたら……というほどの緊急事態だった。父はそれから八年、八十九歳まで生きた。

私に痛風の発作が起きたとき、足首の状況を絵に描いて家内に帯津三敬病院まで行ってもらった。本人はとても歩けなかったからだ。帯津三敬病院の正式の患者になったのだ。その後、一日ドックの健康診断も受けている。胆石があること、前立腺の肥大が始まっていることなどは、それで摑んでいた。

取材で欧州、米国、中国、韓国、東南アジアなどを半年くらいの間、行ったり来たりして、いざ執筆ということになって、胆石が暴れ出した。動けない。朝、帯津三敬病院にFAXで状況を送った。山田婦長から電話があった。

「すぐ、いらっしゃい」

「まだ、朝飯前でね、食欲がなくて、かけそばをつくってもらったところ――。これ、食べてから……」

「何も食べずに、来てください。すぐに」

タクシーで一時間余り。タクシーに乗るのも這うようにしなくてはならなかった。渋滞でイライラ——腹が重く痛む。八月一日。

病院に着くと、すぐストレッチャーに乗せられた。ポロシャツにズボン、ショーツの三枚しか衣類を付けない着のみ着のままでやってきたが、すでに入院の手筈が整っていた。

このときは一週間の入院で胆のうの炎症を抑えるに止めた。早く仕事に戻らないと、締切りに間に合わなくなるからだ。治療は抗生物質や栄養液などを点滴する毎日だった。点滴用の針を血管が拒否し出すというか、固くなって痛み出したとき、山田婦長が、温かいタオルをかけて痛みを柔らげてくれた。さすが、だ。看護の奥深さを知った。

さて、いったん炎症を治め、痛みを抑えて、一仕事を終えた十一月末に再び入院、胆のうを剔出した。手術をしてくれたのは帯津ではないが、安心して任せた。その病床記を面白おかしく書いてミニコミ紙に発表したりした。

そのコピーは看護師さんたちに回覧されたらしい。

ともかく、ずっと私の主治医は、帯津と思っている。私のカルテは帯津三敬病院にあるのだから、そう思ってもいいだろう。

ときおり、病院の帯津の部屋で雑談をすることがある。その延長線上で、この本をつくることになったと思う。日頃接する帯津の素顔と、帯津の医療の原点を伝えることができたらいい。

執筆の機会を与えてくれたのは、講談社の『週刊現代』で記者・アンカーをしていた時の編集部デスクの笠原隆氏である。定年後、父君の後を継いで出版社の社長になっていたのだ。

忙しい帯津に、執筆の負担をかけさせないために帯津の言葉は、インタビューでまとめた。そのほか帯津の友人、緩和ケアスタッフ、山田幸子さんなどに時間をとってもらって、話をきかせていただいた。そういう方々の御協力がなければ、本書はでき上がらなかった。ほんとうにありがとうございました。

また私の手書きの原稿をワープロでデータ化してくれたＨＩＲＯ㈱の藍川朋子さんにも感謝します。藍川さんは、私の手書きの文字を判読してくれる数少ない人材の一人なのだ。

この本が、発展系である帯津良一と帯津三敬病院とともに二十一世紀の医療の方向を示唆するものであればいいと思うのだが、いかがであろうか。

二〇〇六年八月

寺門　克

帯津良一の言葉

◆「いのち」のレベルで
医者と患者が絡み合って行く——
それが医療だと思います。 ❖p.21

◆聴診器というのは
コミュニケーションの道具の一つです。
双方向性があります。 ❖p.28

◆患者さんがいやだということは
なるべくしないつもりです。
私の弱点かもしれません。 ❖p.73

◆信仰が治療効果に影響を与えることは
否定しません。 ❖p.77

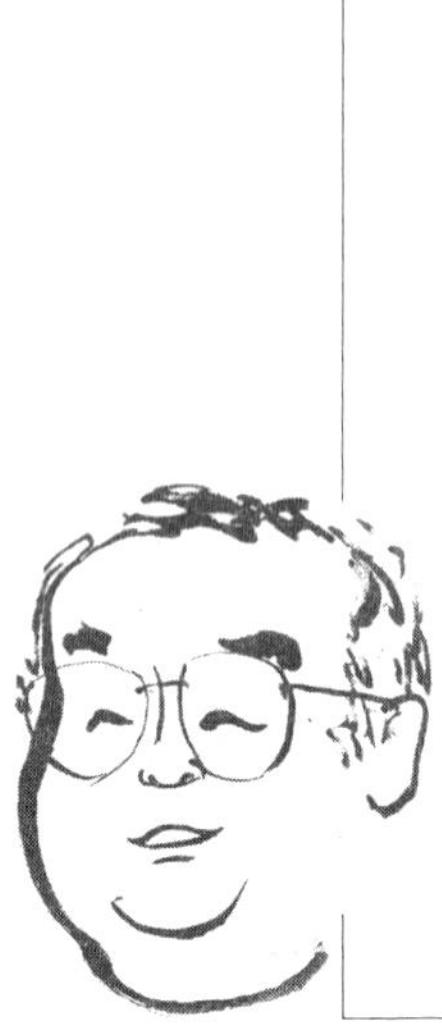
似顔絵・寺門克

◆死は「いのち」の旅立ちです。 ❖p.83

◆病気を抱えながら向上している
という患者さんが
たくさんいます。 ❖p.103

◆医者が逃げ腰になるのが
いちばんいけません。 ❖p.140

著者紹介

寺門　克（てらかど・まさる）

1936年生まれ。評論家・作家。サラリーマン生活6年ののち、「週刊現代」記者・アンカー、第一勧銀経営センター客員研究員、サンケイ新聞客員記者、東京経済大学非常勤講師、などを歴任。現在、日本広報学会常任理事。著書『活力場の研究』（日経ＢＰ出版センター）、『五つの誓い　古賀常次郎伝』（同上）、『母恋旅　正一と山頭火』（里文出版）など多数。

帯津良一（おびつ・りょういち）

1936年生まれ。医学博士。1961年東京大学医学部卒業。東大病院第三外科医局長、都立駒込病院外科医長を経て、1982年川越に帯津三敬病院を設立。現在、帯津三敬病院名誉院長、日本ホリスティック医学協会会長、調和道協会会長、サトルエネルギー学会会長、日本ホメオパシー医学会理事長など。著書『身近な人がガンになったとき何をなすべきか』（講談社）など多数。

帯津良一「人間まるごと、いのちまるごと」

――あらゆる方法を尽くして「がんと闘う」帯津三敬病院の挑戦

平成18年9月9日　初版第一刷発行

著　者　寺門克＋帯津良一
発行者　笠原　隆
発行所　工学図書株式会社
〒113-0021 東京都文京区本駒込1-25-32
電 話　03-3946-8591
FAX　03-3946-8593
http://www.kougakutosho.co.jp/
印　刷　新日本印刷株式会社
© Masaru Terakado + Ryoichi Obitsu
2006 Printed in Japan
ISBN4-7692-0480-9 C0036
定価はカバーに表示してあります。
乱丁・落丁本のお取替は直接読者サービス係までお送り下さい。
送料は小社で負担します。